Jean Claude Thérésin
Claude Bertaud

Alphatherapie Ou L'hypnose Therapeutique Raisonnee

Jean Claude Thérésin
Claude Bertaud

Alphatherapie Ou L'hypnose Therapeutique Raisonnee

Experts

Imprint

Cover image: www.ingimage.com

Publisher:
Éditions Vie
is a trademark of
International Book Market Service Ltd., member of OmniScriptum Publishing Group
17 Meldrum Street, Beau Bassin 71504, Mauritius

Printed at: see last page
ISBN: 978-3-639-47983-6

ALPHATHÉRAPIE

OU L'HYPNOSE THÉRAPEUTIQUE RAISONNÉE

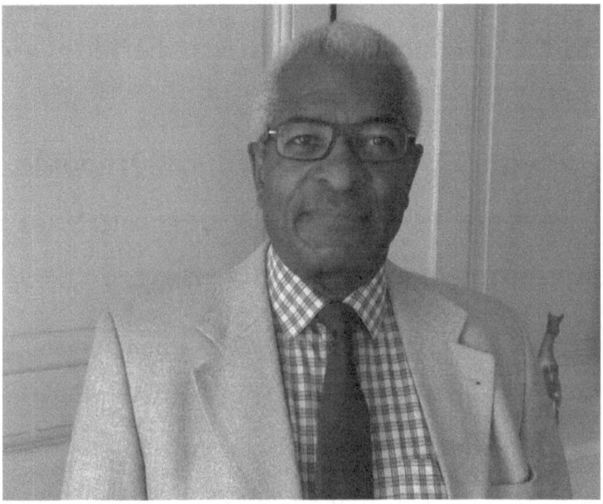

Jean-Claude THERESIN

Alphathérapeute

créateur de l'Alphathérapie ou hypnothérapie par les ondes cérébrales Alpha

Hypnothérapeute certifié

site web : alphatherapie.fr

AVANT PROPOS

Il n'est pas nécessaire d'être médecin pour pratiquer l'hypnose puisqu'il s'agit d'un phénomène naturel que chacun de nous éprouve à son insu plusieurs fois par jour.

Pourtant, ce n'est pas parce que l'on peut comprendre les phénomènes hypnotiques et les appliquer intelligemment que l'on doit se croire égal ou supérieur aux savoirs médicaux !!

Aucun thérapeute, qu'il soit hypnothérapeute ou autre technicien, ne peut et ne doit se permettre de contester, modifier ou supprimer de son propre chef un avis médical !!!

Le but de cet ouvrage n'est en aucune manière de se substituer au médecin mais, au contraire, d'apporter un plus à la pratique de l'hypnothérapie, en parfaite symbiose avec le monde médical.

Lorsque l'on constate, et cela arrive fréquemment, une amélioration suite aux séances d'hypnothérapie, il convient de la faire constater par le médecin qui décidera, et lui seul !!!, de l'arrêt, la modification ou la continuité du traitement en cours.

En conséquence, l'hypnothérapeute ou l'alphathérapeute digne de ce nom ne diagnostique pas, n'analyse pas, ne

déduit pas, ne prescrit pas et se place toujours en second plan après le diagnostic médical.
Il n'hésite pas à renvoyer le demandeur de séances d'hypnothérapie vers le médecin avant toute intervention hypnotique.

I-/ POURQUOI FAIRE DE L'HYPNOSE ? ?
ET QU'EST-CE QUE L'ALPHATHÉRAPIE ??

Nous avons expliqué dans un ouvrage précédent que nos systèmes quels qu'ils soient sont gérés par notre cerveau inconscient et que notre conscient ne fait que subir les méta-programmes et réponses de l'inconscient.

Notre inconscient n'étant ni logique ni rationnel, il est intéressant d'accéder à son domaine (ce qu'on appelle l'état hypnotique ou EMC) et de l'amener à modifier un méta-programme vécu par le conscient comme un handicap.

EMC ou **E**TAT **M**ODIFIÉ DE **C**ONSCIENCE c'est à dire **HYPNOSE**

Pour ce faire, il est primordial de connaître le fonctionnement de l'inconscient.

Compte tenu du nombre faramineux de paramètres qu'il gère par seconde, son fonctionnement est très complexe et les résultats propres à chacun de nous. Il est donc aberrant d'utiliser un système protocolaire...

Nous ne percevons consciemment qu'une synthèse extrêmement réduite de nos perception inconscientes.

Notre inconscient, en recherche permanente de plaisir, fabrique ses méta-programmes en fonction des éléments jugés émotionnellement intéressants au moment où ils ont été vécus. Autrement dit, nous subissons tel ou tel méta-programme plus ou moins dérangeant simplement parce-qu'il a été établi à un certain moment et en fonction des paramètres du moment.

Notre réseau de neurones en évolution constante est réactualisé en permanence en fonction des nouveaux apprentissages et les « vieilles mémoires » devenues obsolètes sont évacuées ; mais si on fait remonter à la surface consciente des événements en passe d'être évacués, on réactualise le méta-programme consolidé par les nouveaux apprentissages acquis depuis … Autrement dit, on consolide un ancien traumatisme … Cela est souvent observé lors d'hypnoses ou thérapies régressives...

A noter que la sensation de véracité ressentie par les sujets que l'on persuade sous hypnose être redevenus des bébés ou mieux encore, être redevenus fœtus (voire encore plus …) est facilement obtenue par hallucination … Le cerveau du sujet fabrique lui-même les éléments de preuve que l'opérateur encourage … Cela peut se révéler très dangereux car le sujet se fabrique une autre réalité qui peut le mettre en opposition avec ceux qui l'aiment ou cherchent à l'aider … Nous avons testé sur nous-mêmes ce type de « régression » en nous entourant bien sûr, de précautions et nous avons constaté qu'il est très facile de se fabriquer un ensemble de preuves totalement fausses et contredites par la réalité … (Impossibilité d'avoir pu accomplir ce que l'on croit avoir accompli, preuves et détails à l'appui …) car nous étions à des dizaines de kilomètres du lieu au moment de la soi-disant action …

Les exemples des traumatisés du « False Memory Syndrom » ou syndrome de la fausse mémoire sont légions... Il peut néanmoins arriver que certaines personnes se rétablissent d'un ancien traumatisme en croyant à une nouvelle fausse réalité ancienne ... Mais le risque vaut-il la peine de devoir être couru ? Chacun jugera de la réponse à apporter à cette question ...

Dans notre cabinet nous nous gardons de ce type de « thérapie » .... autant que du système protocolaire ... Nous restons de fervents adeptes du « sur mesure » et de l'Ici et maintenant ...

Apprendre à être conforme à soi-même et non à un archétype...

Pratiquer l'Alphathérapie (l'hypnose en fréquence cérébrale alpha) revient donc À **OBTENIR DE L'INCONSCIENT QU'IL MODIFIE UN MÉTA-PROGRAMME QUI DÉRANGE LE CONSCIENT ET QUE L'ON NE SAIT PAS EFFECTUER PAR NOS MOYENS LOGIQUES. Ce que nous appelons « L'HYPNOSE INTELLIGENTE ».**

II-/ ALPHATHÉRAPIE ou HYPNOSE RAISONNÉE

« APPRENDRE À COMPRENDRE ET NON À APPRENDRE »

L'hypnose et ses phénomènes annexes ne sont rien d'autre que l'utilisation d'états naturels ; il est donc ridicule de les complexifier comme on le voit trop souvent faire alors qu'ils sont très simples de compréhension...

Par exemple : je peux décider de soulever volontairement ma main droite, ce faisant, j'utilise ma force musculaire via mon cerveau conscient et donc ma volonté. Ma main se soulèvera régulièrement et à une bonne vitesse puisque, dans ce cas de figure, j'agis à fréquence cérébrale élevée (conscient).

Je peux aussi faire effectuer cette action par mon cerveau inconscient qui, lui, agit par images mentales. Ma main se soulèvera par accoups répétés et lentement puisque, dans ce cas, j'agis à la fréquence cérébrale basse de l'inconscient.

Nous voyons que, dans cet exemple simple, j'utilise soit mon cerveau conscient soit l'inconscient pour un même résultat (la main s'élève), je réalise donc une action consciente dans le premier cas et une action par auto-hypnose dans le deuxième... Les modèles sont très différents mais, pour ce même résultat, j'ai dépensé une énergie consciente bien plus grande que celle dépensée par mon inconscient ; le rendement de l'opération hypnotique est très supérieur du point de vue de la dépense énergétique dans le cas de l'Inconscient.

Chacun de nous est habitué à contrôler ses faits et gestes de manière plus ou moins intense. On a donc affaire à des sujets plus ou moins « dans le contrôle » ou inversement, dans le « lâcher prise » (ceux qui sont catalogués « plus réceptifs »). En alphathérapie, on considère qu'il appartient au thérapeute de rendre le sujet le plus réceptif possible. Cela suppose une adaptation sur mesure et la volonté de créer le besoin et l'envie de descendre en fréquences cérébrales et surtout pas en forçant le passage. Cet objectif sera atteint en combinant plusieurs paramètres que l'on regroupe sous le terme PRÉ-INDUCTION.

PRÉ-INDUCTION

Étape la plus importante de la séance d'hypnose ou d'alphathérapie.

Il s'agit de créer le cadre de référence (à noter que l'hypnose de groupe est plus facile à réaliser que l'hypnose individuelle).

On veillera, dès le début de l'entretien à simultanément :

– **a)** Déterminer le canal sensoriel principal du sujet de manière à parler son langage naturel (en images visuelles pour un visuel, en sensations pour un kinesthésique etc...). Ce que l'on nomme le :

VAKOG

Repérage des canaux sensoriels utilisés par le sujet et s'y conformer pour se synchroniser. Les canaux sont Visuel, Auditif, Kinesthésique (interne, externe, vestibulaire), Olfactif et Gustatif.

VISUEL : Le sujet parle en images de type photographiques ou cinématographiques « le bleu du ciel, la forme des arbres, la taille des fleurs etc... » son regard est dirigé vers le haut, son corps est grandi, la tête dégagée des épaules.

AUDITIF : le sujet parle en évoquant des sons « le bruit du vent dans les arbres, le chant des oiseaux, le ton de la voix etc... ». Les yeux passent horizontalement à droite ou à gauche.

KINESTHESIQUE : Le sujet traduit le monde extérieur en émotions ou sensations selon qu'il est interne ou externe, en vertiges s'il est vestibulaire. « la profondeur de la mer, la chaleur d'une voix, telle vision lui a glacé le sang etc... ».

O*LFACTIF : pour lui les manifestations extérieures sont des odeurs, des parfums « cela sent le faux, l'odeur de sainteté, le parfum des fleurs cet endroit respire le propre etc... »*

G*USTATIF : tout se réfère au goût « ce cadre est acidulé, cette voix est mielleuse, il a adopté un ton sucré etc... »*

Bien sûr, tout le monde utilise l'ensemble des canaux sensoriels mais chacun en utilise préférentiellement un ou deux. Nous parlons ici des canaux principalement utilisés par le sujet.

- b) SYNCHRONISATION

Se synchroniser selon les séquences MIRRORING : effet miroir par rapport au sujet, PACING : tentative du praticien de modifier le rythme du sujet ou sa posture, LEADING : le praticien imprime son rythme.

- c) Respecter et ajuster l'espace proxémique : le sujet doit se sentir libre de ses mouvements et pas gêné par la proximité du thérapeute mais suffisamment proche. La position face à face décalée est donc la seule qui le permette.

On explique ce qu'est l'hypnose simplement, en évacuant les sources d'angoisse. L'hypnose n'est rien d'autre que l'accès à notre partie inconsciente, que nous réalisons plusieurs fois par jour à chaque fois que nous sommes ici et notre esprit ailleurs ...

Notre cerveau inconscient est le gestionnaire de tous nos systèmes mais il fonctionne très différemment de notre cerveau conscient ; il est donc très intéressant de le découvrir ... Il est aussi fondamental de faire comprendre que nul ne peut l'amener à faire quoi que ce soit qui ne respecterait pas l'intégrité du sujet, même si certains spectacles semblent montrer le contraire : une personne qui se déshabillerait sur scène sous hypnose le ferait également hors hypnose...

Le fait que notre cerveau inconscient ne différencie pas une image mentale crédible de la réalité (expériences menées sur des sourds ou des aveugles à qui l'on fait visualiser une promenade en extérieur sous IRM), permet les fameux tests d'imagerie accessibles à tous mais de réponses propres à chaque personne.

Il est primordial ici d'amener le sujet à avoir envie de découvrir ses propres talents. Une bonne pré-induction est un gage essentiel de réussite et permet aussi d'évaluer le degré de motivation du sujet.

On introduit donc les tests d'imagerie, d'abord les plus simples puis les plus complexes, ce faisant, on augmente la réceptivité du sujet et sa motivation.

TESTS d'IMAGERIE (non exhaustifs)

On explique au préalable qu'il s'agit d'un moyen de tester la connectivité du sujet à son super cerveau inconscient qui gère tout son organisme sans différencier l'imaginaire du réel.

Exemples de tests d'imagerie

BRAS À ACTION INVERSÉES :

- faire tendre les bras devant soi en inversant les paumes : l'une tournée vers le ciel, l'autre vers le sol,

- indiquer au sujet que les mains, yeux ouverts sont donc gérées par le conscient,

- faire fermer les paupières et indiquer que les mains sont devenues des images et donc gérées inconsciemment par images mentales,

– faire visualiser des objets de plus en plus pesants dans la paume tournée vers le ciel et, alternativement, des ballons accrochés au poignet de la main paume tournée vers le sol.

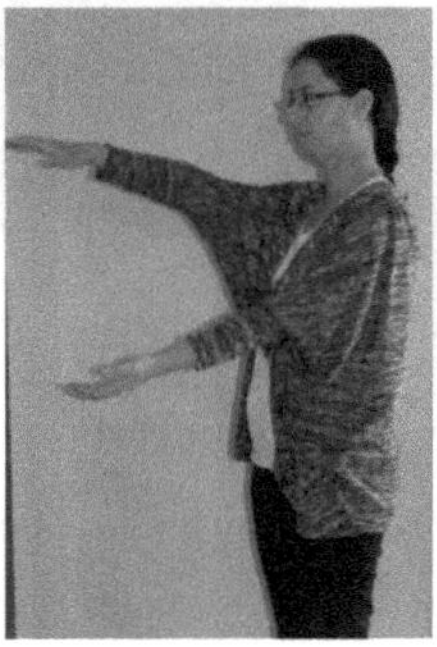

INTERPRÉTATION

3 cas peuvent se présenter :

1er cas : le plus fréquent, le bras dont la main est soi-disant chargé d'objets lourds descend alors que celui soi-disant accroché à des ballons s'élève. Le sujet répond facilement à l'image mentale.

2ème cas : les bras se différencient assez peu : le sujet exerce un contrôle malgré lui ; lui expliquer que son conscient est très présent, ce qui met en évidence une habitude de chercher à contrôler consciemment, un manque de confiance en soi, une aptitude à l'anxiété, … Il se coupe de ses vrais moyens… l'inviter à réaliser un autre test.

3ème cas : les bras n'ont pas bougé ; cela signale un contrôle conscient absolu ; le lui expliquer et savoir que l'on va devoir « fractionner » (voir page 18) pour l'emmener en EMC.

MAINS AIMANTÉES :

– On fait placer les mains face à face à une vingtaine de centimètres l'une de l'autre et, en touchant les deux paumes, le thérapeute explique que, compte tenu de la présence de magnétite dans le sang, on vient de créer un aimant entre les mains et les bras. On créé ainsi également une attente positive et curieuse du sujet en lui révélant qu'il est aussi « magnétiseur » sans l'avoir jamais su …

– On explique que, lorsque le thérapeute lâchera les mains, celles-ci se rapprocheront d'abord lentement puis de plus en plus rapidement. Le pôle + attirant le pôle -, chercher à savoir quelle main représente chacun des pôles magnétiques : on a également créé ainsi une acceptation inconsciente du phénomène à venir en sous-entendant que les mains vont se rapprocher sans pour autant avoir mis l'accent sur ce phénomène mais en attendant autre chose : « quelle main attire l'autre ? ... ».

– On agit ensuite par suggestions directes : « ce phénomène va s'accentuer car plus les mains se rapprochent plus le + attire puissamment … On peut même rythmer par des claquements de doigts...

– On consolide ensuite l'effet en expliquant que, peut-être s'agit-il simplement du résultat d'une fatigue musculaire...

– On demande donc au sujet de cesser de penser qu'il s'agit d'un aimant mais seulement de deux mains face à face : le rapprochement des mains cesse immédiatement. On en profite pour lui faire remarquer son aisance à transformer une image mentale en réalité...

- On peut alors tenter un autre effet suggestif : « souvent, à ce stade, l'une des mains devient plus lourde (ou plus légère...) que l'autre ... Cela varie d'une personne à l'autre ... » et on fixe du regard les mains du sujet... On voit souvent l'une des deux mains descendre ou s'élever selon la suggestion utilisée... Il suffit alors de ratifier pour amplifier le phénomène (la **ratification** consiste à mettre en évidence un constat inconscient, une lecture non verbale, par exemple : « votre tête devient lourde » parce que l'on a vu la tête amorcer un début de relâchement).
- ou utiliser un double lien (voir page 13) pour emmener le sujet en hypnose car on vient de mettre en évidence que ce sujet répond très bien à la suggestion directe. (**la suggestion directe** consiste à émettre une affirmation comme, par exemple, « votre main devient légère » et de constater que la main se soulève effectivement..)

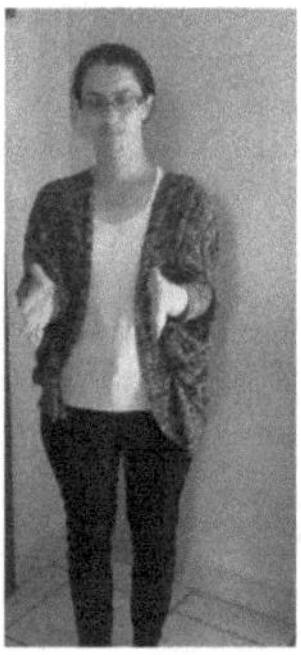

- **DOUBLE LIEN** :

- Le principe est de relier deux actions de telle manière que l'annulation de l'une entraîne l'installation de l'autre. On peut ainsi obtenir à l'infini des réactions de plus en plus importantes.
- Exemple : « Pendant que votre pied se décolle du sol votre main droite se soude à votre cuisse ... Il est impossible de la soulever .... essayez .... plus vous essayez, plus elle se soude davantage ... » On imagine bien, dans cet exemple, la possible association entre la soudure de la main rendue immobile et puissante avec l'installation d'un nouveau comportement solidement ressenti, par exemple une nouvelle sensation de confiance en soi ...

INTERPRÉTATION

1er cas : les mains n'ont pas bougé.

– Expliquer au sujet qu'il est dans un contrôle conscient si puissant qu'il n'a pas accès à son vrai potentiel et qu'il dépense beaucoup d'énergie cérébrale pour un rendement faible puisqu'il n'utilise que ses capacités conscientes limitées à la logique, le rationnel, le devoir...
C'est le domaine des stressés, anxieux, manquant de confiance en eux, déprimés ... et qui se sont habitués à fonctionner de cette manière avec les méta-programmes correspondants ...
Il va donc falloir, apprendre à CHANGER et s'entraîner au « lâcher prise » et son apport de plaisir perceptif et non analytique.

2ème cas : les mains se rapprochent difficilement. Cela signale un sujet encore trop conditionné par le contrôle conscient ... Lui aussi doit découvrir le « lâcher prise » et s'y trouver agréablement bien.

3ème cas : les mains se rapprochent facilement et rapidement, le changement d'image mentale produit l'abaissement ou l'élévation d'une main... Ce sujet est facilement réactif à la suggestion directe et à l'hypnose rapide voire instantanée.

DOIGTS COLLÉS :

Toujours par l'utilisation d'images mentales : on fait croiser les doigts du sujet, mains collées paume contre paume en lui expliquant que l'on va multiplier des images mentales sans rien chercher de particulier ... On crée l'attente en échelonnant les étapes : d'abord on imagine que l'on a chassé tout l'air entre les paumes ; on a donc créé une ventouse entre les mains ... Ensuite on va sortir les deux index de telle manière qu'ils se font face. (l'opérateur montre sur lui-même).

On fait imaginer au sujet que l'on place une vis imaginaire entre les index, en mimant soi-même la vis horizontale entre les doigts puis on fait le geste de serrer la vis : les index se rapprochent à la stupéfaction du sujet.

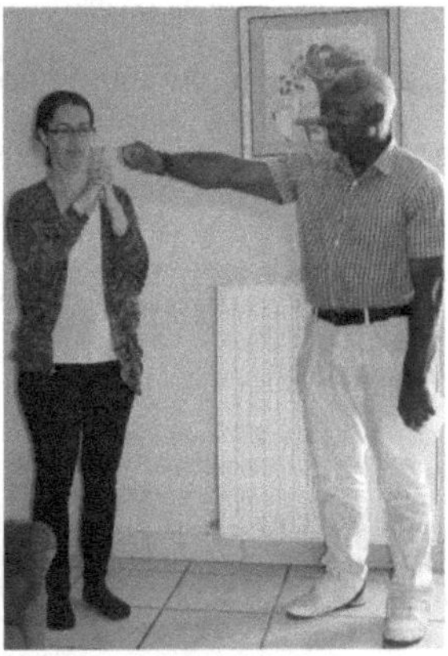

On demande au sujet d'essayer d'empêcher ce rapprochement

INTERPRÉTATION

1er cas : les index ne bougent pas : le test est mal réalisé car il s'agit d'une réaction mécaniquement naturelle. Essayez de croiser vos doigts et de redresser les index et vous constaterez que, naturellement, ils se rapprochent.
Soit : les mains ne sont pas correctement collées, soit la résistance consciente du sujet est très forte... Lui recommander de refaire ce test en vérifiant chaque étape, ou lui expliquer, comme précédemment, à quel point il doit s'entraîner au « lâcher prise ».

2ème cas : les index se collent facilement et les efforts pour les décoller sont positifs. Le sujet a un accès facile à son inconscient mais exerce tout de même un contrôle conscient. On lui explique l'interprétation pour lui faire comprendre la suite du programme thérapeutique.

3ème cas : les index se collent facilement et sont impossibles à décoller... Ce sujet est très facilement suggestionnable et certainement un bon sujet pour l'hypnose de spectacle .... Il a accès à la fréquence somnambulique...

Très souvent, ces trois tests sont suffisants pour commencer la séance proprement dite. Mais on peut augmenter la réceptivité du sujet en procédant à d'autres tests que l'on peut facilement imaginer et enchaîner, à partir d'images mentales ou de visualisations, sur au moins trois paramètres (VAK...).

EXEMPLES DE TESTS SUPPLÉMENTAIRES :

– Une variante des mains aimantées peut être réalisée en plaçant la main du sujet au-dessus de son front bras semi-tendu et en imaginant la présence d'un aimant sur la paume de cette main et un autre aimant sur le front du sujet …

– Le fil imaginaire attaché autour du poignet du sujet, bras semi-tendu à l'horizontale, que le thérapeute tire doucement vers le haut, attirant le poignet qui s'élève...

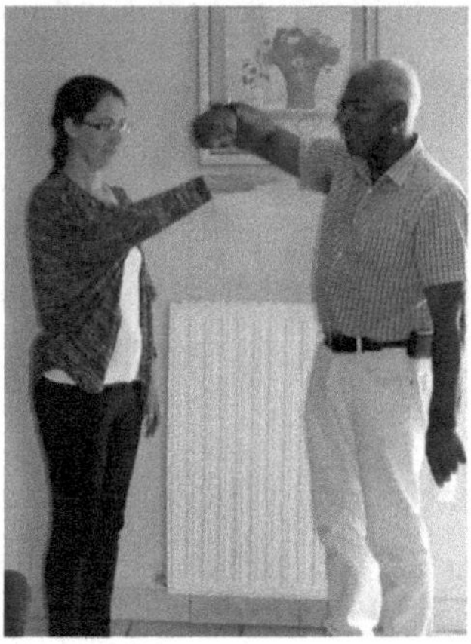

– Les attractions arrières, avant ou sur le côté, basées sur l'image d'un lien entre les omoplates, les yeux ou l'épaule du sujet à qui on a préalablement demandé de réduire son polygone de sustentations en rapprochant les pieds et après avoir procédé à deux hyper-ventilations.

– Assis, paupières fermées, placer les mains sur les cuisses, doigts écartés. Prendre deux profondes inspirations pour amorcer la descente en fréquence et faire une image mentale de l'une des mains, position des doigts, couleur et forme de l'ensemble. Expliquer ensuite au sujet que l'on va passer le contrôle de cette main du petit conscient vers le grand inconscient qui fonctionne à l'image. Ratifier les changements de fréquence respiratoire et le relâchement corporel. Suggérer l'image d'un gant métallique épais, sombre et pesant autour de cette main et donc l'alourdissement de cette main. Ratifier le moindre frémissement. Accentuer cet alourdissement et faire progresser l'enveloppe de métal vers l'avant-bras, puis le bras, l'épaule, le cou et la tête. Ratifier chacune des étapes et, quand la tête commence à frémir, suggérer l'alourdissement de celle-ci et son basculement lent qui précède l'entrée en hypnose.

On peut imaginer bien d'autres tests d'imagerie car il suffit de suggérer une image crédible et de ratifier le moindre micro-mouvement observé puis de l'amplifier. Encore une fois, **il n'est pas question de conclure, à la suite de ces tests, que le sujet est ou n'est pas réceptif...** Seulement qu'il est plus ou moins accessible à l'image mentale ou que l'image proposée n'est pas crédible pour lui.

Suite à ces tests, on explique au sujet ses avantages ou ses limites et la suite logique à donner. Un sujet qui réalise facilement un test d'imagerie est un sujet capable d'utiliser très facilement la puissance de son inconscient, par exemple, pour se sortir d'une situation douloureuse en donnant à cette douleur une image (par exemple la sensation de piqûre provoquée par une longue aiguille grise, effilée que l'on atténue en modifiant la taille de l'aiguille, sa couleur et sa forme). Le principe étant le fait que l'image produit la sensation correspondante via le circuit hippocampe/amygdale. Le sujet qui réalise les tests d'imagerie de façon médiocre est donc un sujet qui fonctionne en contrôle constant et donc moins accessible à ses facultés inconscientes. On devra lui faire travailler une ou plusieurs formes de « lâcher prise ».

DANS TOUS LES CAS on doit proposer une image mentale crédible qui va créer l'effet attendu. Il faut toujours se demander pourquoi l'inconscient devrait provoquer l'effet désiré.

Pour accentuer la réceptivité du sujet on aura recours au FRACTIONNEMENT (voir ci-dessous). On ne forcera jamais le passage en EMC mais on créera une demande naturelle de l'inconscient.

LE FRACTIONNEMENT

Le principe est « l'effet yoyo » ; on opère une première entrée en zone alpha productrice de bien-être et on s'oblige à en sortir, provoquant ainsi une demande inconsciente d'y retourner.

Il existe plusieurs manières non exhaustives de procéder :

– synchronisation de la respiration avec ouverture et fermeture des paupières

La fermeture des paupières étant productrice d'ondes alpha, les rouvrir devient de plus en plus difficile (d'où la **ratification** « vos paupières s'alourdissent de plus en plus ») ;

– ce même processus peut être réalisé en faisant suivre la main de l'opérateur par les yeux du sujet. Les paupières se ferment quand la main descend et se rouvrent au claquement de doigts de l'opérateur de manière de plus en plus difficile.

– Visualisation interrompue et fractionnée

Après deux profondes hyperventilations, faire fermer les paupières et porter son attention sur une partie du corps comme un pied par exemple. On ratifie le ralentissement respiratoire dû au fait de la fermeture des paupières et la focalisation sur le pied … Faire évoluer l'image du pied par une autre image comme une grosse botte sombre métallique et épaisse... Ratifier et demander l'ouverture forcée des paupières alors que le sujet commençait à se sentir bien …

UTILISATION DE LA NÉGATION

Le principe est, sur un sujet résistant, donc, cherchant malgré lui à s'opposer à l'opérateur, de lui faire réaliser ce que l'on demande en lui faisant croire l'inverse...

Exemple : « Prenez deux profondes inspirations et ne laissez pas votre respiration ralentir ». (le sujet cherche à accélérer sa respiration, ce qui est plus difficile après l'hyperventilation...). « Ne laissez pas vos paupières devenir plus lourdes ni cligner trop rapidement » (sachant qu'il est impossible de garder longtemps les yeux ouverts sans ciller).

MÉLANGE NÉGATION / CONFUSION

« Ne laissez pas ce pied droit devenir moins important que le poids de cette main qui s'allège... ».

« Peut-être avez-vous remarqué comme cette main est moins lourde quand cette autre ne s'élève pas moins légèrement ... ».

Le principe est de faire en sorte que le conscient ne puisse pas suivre et finisse par « décrocher » ce que l'on appelle une dépotentialisation du conscient.

– « Êtes-vous bien installé ? Car nous allons effectuer un renversement non conscient par rapport à l'inconscient en premier plan à l'inverse du processus classique .... n'est-ce pas ? ... ».

– « Êtes-vous certain que ce bras gauche n'est pas en mesure de ne pas se substituer à la sensation inexistante du bras droit ?... ».

– « Ne laissez pas cet index s'opposer à l'inertie inverse du mouvement ascendant de la main ».

Un peu d'entraînement qui peut s'avérer très drôle suffit à se familiariser avec ce langage parfaitement stupide.

Nous rappelons que nous sommes toujours dans l'optique de préparer et motiver le sujet à entrer en état d'hypnose (EMC). Il convient maintenant de s'assurer de la bonne disposition du sujet.

– Son intérêt doit s'être éveillé.

– Ses traits et postures du corps doivent être détendus.

– Sa respiration s'est ralentie.

– Ses paupières ont pu rester ouvertes (les paupières fermées rassurent l'opérateur mais ne sont pas un gage de réussite ...).

– L'opérateur, maintenant en synchronisation « leading «(voir ci-dessus) est calme, ralenti et posé.

On obtiendra maintenant 3 Yes-Set (acceptation obligatoire du sujet) avant d'aller plus loin.

Exemple : « Êtes-vous bien installé ?

« Entendez-vous bien ma voix ? »

« Voulez-vous aller plus loin dans la découverte de vos moyens inconscients ? ».

Rappelons ici que l'hypnose ou l'auto-hypnose ne sont rien d'autre qu'un changement de connexion entre le petit cerveau conscient et le grand inconscient. En conséquence, ce que l'on obtient sous hypnose n'est obtenu qu'après autorisation et action de l'inconscient donc il s'agit bien d'auto-hypnose... Le vrai « Patron » étant le cerveau du sujet et non l'opérateur malgré les apparences.

III-/ L'INDUCTION HYPNOTIQUE OU ALPHATIQUE

Comme expliqué précédemment, il s'agit ni plus ni moins de passer d'une fréquence cérébrale consciente aux fréquences de l'inconscient. On peut donc envisager et mettre en œuvre plusieurs systèmes après avoir procédé à une bonne pré-induction (voir chapitre II-/).

L'induction peut être progressive (dite, par réduction, « Éricksonienne »), rapide ou instantanée. Fidèles à notre conception du « sur mesure » et non du protocole, nous n'évoquerons ci-après que quelques principes ...

– Progressive : utilisée le moins souvent possible. Elle s'adresse aux sujets susceptibles d'éprouver un mal-être sous forme d'angoisse ou de vertige à l'idée de se sentir hors contrôle conscient.
On déterminera ces sujets lors de l'anamnèse et en fonction de leur canal sensoriel principal : si l'on considère un kinesthésique vestibulaire, une personne très émotive, angoissée, une image de soi très réduite, des habitudes de langage démontrant une fragilité ...
Il conviendra, sur ces sujets, de prendre le temps de les amener à s'identifier à la partie la plus puissante de leur cerveau, l'inconscient ni analytique ni rationnel mais perceptif. L'utilisation du langage artistiquement vague » permet de créer le cadre et de laisser le sujet placer à l'intérieur ses propres images. On l'amènera ensuite à s'y trouver bien sans chercher à comprendre ... Accepter que dans cette dimension, on est bien (production de dopamine), qu'il n'y a aucune explication ni recherche

explicative, que le corps est géré par une puissance calme et protectrice... Que l'on ne recherche rien d'autre que le bien-être... Qu'une image devient facilement réalité sans aucun effort … On introduit la visualisation qui amènera, par exemple, à ressentir la main ou le pied lourd ou, au contraire, particulièrement léger selon qu'on l'aura revêtu d'un gant ou une chaussure pesant(e) ou gonflé(e) d'hélium … (le début de la différenciation avec la sophrologie).

– Exemple : « Êtes-vous bien installé ? Je me demande si vous allez ressentir la lourdeur de ce membre avant ou après que votre respiration ne se soit ralentie .. . » Peut-être pouvez-vous vous intéresser à ce doigt qui vient de frémir ou peut-être pas … cela n'a pas d'importance.. l'important est que vous soyez bien …. etc.... »

On amène ainsi le sujet à se dissocier de son propre corps sans jamais chercher à le forcer, et on amène progressivement son conscient à fonctionner en images et sensations, ce qui est le principe de fonctionnement de son inconscient. L'EMC s'obtient donc à l'insu du sujet.

L'Alphathérapeute va maintenant s'ingénier à reprendre les éléments recueillis lors de l'anamnèse sans jugement ni analyse logique et les intégrer dans de nouvelles images conduisant à d'autres sensations positives.

La marque principale de ce type d'induction progressive est la permissivité et « l'artistiquement vague ». On remplace le « vos paupières se ferment » par « et vous pouvez laisser ces paupières se fermer » …

En utilisant les formules de type « peut-être que … ou peut-être pas ... ». « Je ne sais pas si ... » « l'important est que vous soyez bien » … Le sujet fabrique ses propres images inconscientes et donc ses nouveaux méta-programmes.

Ce type d'induction est dite Ericksonienne (à noter que Milton Erickson pratiquait toutes les formes d'inductions y compris instantanées malgré ce à quoi il a été réduit...), pour nous, à utiliser le plus rarement possible car très lente et habitue le sujet à cette lenteur ... **L'hypnose thérapeutique est, pour nous, un espace d'hyperactivité cérébrale et non un espace de relaxation comme trop souvent observé...** Aux fréquences alpha, proches du sommeil, le corps est physiquement ralenti mais les deux parties cérébrales en cause, conscient émetteur d'ondes bêta et inconscient producteur d'ondes alpha sont présents en même temps.

LES INDUCTIONS RAPIDES

Elles s'adressent aux sujets en plus grand nombre qui ne présentent pas de signes d'angoisse en général. Le fait de passer rapidement des fréquences conscientes aux fréquences de l'Inconscient permet d'accentuer la réceptivité du sujet, d'éviter de le rendre moins réceptif et de consacrer plus de temps à la thérapie proprement dite.

Nous voyons très souvent dans notre cabinet des sujets que des hypnothérapeutes ont qualifié de non réceptifs alors que nous obtenons facilement sur eux des hypnoses rapides voire instantanées...

Ces techniques se construisent « sur mesure » en utilisant et en adaptant ce que présente le sujet. Beaucoup plus directives sans être autoritaires, elles conduisent le sujet selon la direction choisie par l'opérateur. On utilisera en permanence la ratification, exemple : « votre tête s'engourdit et devient lourde » (parce que l'on a repéré un léger frémissement de la tête).

Principe d'une induction rapide :

Après avoir réalisé une bonne pré-induction (voir ci-avant), on pourra utiliser plusieurs systèmes :

Saturation du conscient qui ne peut gérer que peu de canaux sensoriels, à la fois ; exemple : « pendant que vous regardez ce point et que vous écoutez ma voix, prenez deux profondes inspirations puis respirez normalement en m'écoutant tout en fixant ce point sur le mur … Je vois déjà vos pupilles s'agrandir, donc votre vision se trouble – vos paupières commencent à cligner et elles vont cligner de plus en plus … Ma voix vous parvient de plus en plus lointaine et vos paupières forcent de plus en plus pour se maintenir ouvertes … Votre respiration ralentit, le corps s'engourdit puis s'alourdit …. Vous savez déjà que les paupières vont finir par se fermer lourdement et que vous entrerez dans une sensation de sommeil bienfaisant mais essayez de retarder ce moment afin de bien percevoir chaque étape de cette entrée en hypnose ... ».

En procédant de la sorte on ne prend aucun risque car les évidences évoquées sont les réactions et sensations naturelles que l'on fait remonter au conscient (ratification). Il s'agit ici de l'inverse de la concentration : on oblige le sujet à s'occuper consciemment de trop de paramètres en même temps. Visuel, Auditif, Kinesthésique … d'où le changement de fréquence cérébrale car le conscient est incapable de gérer trop de paramètres à lui tout seul, il cède en laissant la place à la puissance de l'inconscient beaucoup plus lent que l'on ratifie par le trouble visuel, les paupières qui pèsent, le corps qui s'engourdit et s'alourdit puisque le sujet glisse vers le sommeil.

Si ces 3 premiers paramètres VAK ne suffisent pas à faire céder le conscient on en ajoute un supplémentaire, par exemple intégrer au milieu de ces 3 paramètres l'image d'un pied qui serait enveloppé d'une grosse chaussure colorée, épaisse et pesante … etc …

L'évolution vers l'EMC est du type synchronisation classique et rapide, les étapes MIRRORING – PACING – LEADING sont représentées par les ratifications successives et le leading par suggestion directe : « vous entrez dans le sommeil ».

A noter que la notion de « sommeil » n'est qu'une vue de l'esprit car, notre cerveau considère qu'à moins de 15 Hz on dort... Il s'agit donc d'un « faux sommeil » que l'on ne manque pas de mentionner en expliquant que, malgré les apparentes sensations, le sujet est parfaitement présent puisqu'il perçoit tout ce qui se passe à l'extérieur …

INDUCTION PAR PASSES

Le principe consiste à relier et ratifier des effets naturels et leur attribuer une autre réalité …

Exemple : après une bonne pré-induction, l'opérateur place sa main à environ 30 cm des yeux du sujet et lui demande de suivre du regard un point de la main sans bouger la tête. Puis l'opérateur déplace la main de haut en bas et latéralement, produisant ainsi une fatigue visuelle naturelle ; il est aisé de constater par soi-même que suivre du regard un élément quel qu'il soit si proche des yeux produit naturellement ce trouble visuel. L'opérateur détourne la réalité en expliquant que la sensation de trouble est, en réalité, produite par la propre puissance inconsciente du sujet.

Il accentue le phénomène en rapprochant graduellement la main du visage et annonce que la pression augmente de plus en plus, que le sujet le perçoit par l'alourdissement des paupières qui vont bientôt se fermer lourdement en entraînant la tête … Le sujet, persuadé qu'il s'agit d'une puissance particulière émanant de lui-même, se laisse aller facilement. Il suffit ensuite de continuer à rapprocher la main des yeux, suggérer que les paupières se ferment, que la tête s'alourdit et que le sujet entre profondément dans le sommeil.

– On peut également placer une *interruption de pattern (voir page 19)* dans les derniers centimètres entre la main et les yeux en poussant la main directement et rapidement sur le front tout en poussant légèrement la tête du sujet vers la main, accentuant ainsi la sensation de lourdeur de la tête, et en intimant « dormez » ou « sommeil » ou « hypnose » …

Dans tous les cas d'inductions hypnotiques, l'effet s'obtient très facilement avec un peu d'entraînement. Le sujet ressortirait aussi facilement de cet état si on n'approfondissait pas l'état hypnotique.

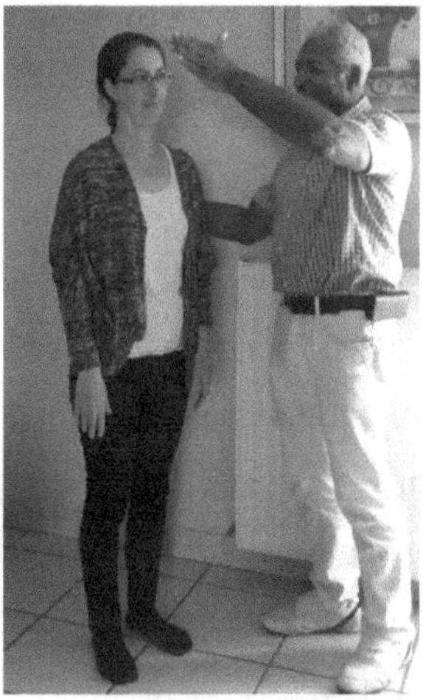

INDUCTION PAR VISUALISATION

Après une bonne pré-induction, inviter le sujet à s'asseoir confortablement et symétriquement mains sur les cuisses. Lui demander de fermer les paupières après avoir bien enregistré l'image de l'une des mains. On ratifie le fait que, paupières fermées, l'image d'une partie du corps comme cette main devient aussitôt très sensible... On demande ensuite au sujet de visualiser les doigts l'un après l'autre en ratifiant à chaque fois l'importance de chacun des doigts lorsque l'attention se porte sur lui.

Après une visualisation précise de l'ensemble de la main, on fait remarquer au sujet à quel point cette main est devenue la propriété de son puissant inconscient puisque le reste du corps s'engourdit de plus en plus alors que cette main est de plus en plus sensible... On ratifie le moindre frémissement.

On ajoute alors de l'image en faisant visualiser un gant souple et fin de latex autour de cette main. On met l'accent sur l'image de cette « nouvelle main », sa couleur blanche, son aspect lisse... et on ajoute l'image d'un petit tuyau souple au niveau du poignet entre la main et le gant. On insuffle un gaz comme de l'hélium qui gonfle le gant comme un ballon. L'idée du ballon qui prend du volume et devient de plus en plus léger.

Tout l'art du thérapeute consiste alors à suggérer et ratifier en fonction des signes émis par le sujet jusqu'à obtenir une lévitation de la main et du bras que l'on reliera à une entrée en hypnose de plus en plus profonde...

A noter que certains sujets éprouvent cette sensation de main qui s'allège sans pour autant que cette main s'élève réellement. Ne pas perdre de vue que l'hypnose est l'idée que s'en fait le sujet et non pas forcément celle de l'hypnotiseur...

On peut aussi opérer une interruption de pattern en fin de lévitation pour obtenir une induction instantanée en intimant « dormez » au moment où la main touche le front et en approfondissant.

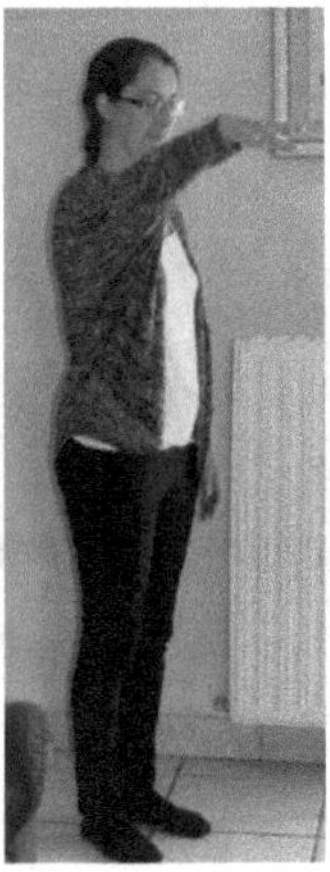

INDUCTIONS PAR FRACTIONNEMENT

Le principe est celui du « yoyo » : ressortir volontairement et consciemment d'un état alpha est de plus en plus difficile. Notre cerveau cherche à y retourner de plus en plus puissamment.

On peut donc envisager plusieurs techniques sur ce principe :

exemple : La main qui endort :

Après une bonne pré-induction, on demande au sujet de fixer la main de l'opérateur à 10 cm des yeux du sujet. Cette proximité produit déjà un trouble visuel. On lui demande de fermer volontairement les paupières en suivant la main qui descend. Puis on lui demande de rouvrir les paupières au claquement de doigts de l'opérateur.

On ratifie la difficulté croissante à rouvrir les paupières et, lorsque cela devient pratiquement impossible, on accepte le fait que les paupières restent fermées et on approfondit normalement : « plus vous entendez ma voix et plus l'hypnose s'approfondit... » par exemple.

Cette induction peut être pratiquée par le sujet lui-même en synchronisant sa respiration avec l'ouverture et la fermeture des paupières (en auto-hypnose).

INDUCTIONS PAR CONFUSION

Basées sur le retrait du conscient qui n'attend qu'une chose : qu'on le laisse tranquille !!

On enchaîne des phrases sans aucun sens jusqu'à « décrochage » du conscient ce qui nous met en lien direct avec l'inconscient.

Exemple :

Alphathérapeute. « Êtes-vous bien installé ? »

Sujet. « « oui »

Alphathérapeute. « M'entendez-vous bien ? »

Sujet. « oui »

Alphathérapeute. Êtes-vous prêt pour cette expérience hypnotique ? »

Sujet. « oui »

Après ces 3 yes-set, on enchaîne :

Alphathérapeute. « Car nous allons explorer une direction inverse inconsciente à celle qui se différencie du conscient …

Sujet. « ... »

Alphathérapeute. « D'ailleurs, vous savez bien que le conscient n'agit pas négativement sur une image positive sans ignorer l'action consciente … ou inversement n'est-ce pas ? »

Sujet : OUI

A ce stade, cette réponse positive du sujet signale déjà une confusion évidente …

Il suffit de continuer ces phrases sans aucun sens et de ratifier sans arrêt jusqu'à induction totale.

On pourra souvent utiliser une interruption de pattern au plus fort de la confusion. (voir ci-après).

LES INTERRUPTIONS DE PATTERN

Aussi loin que l'on remonte dans l'histoire de l'hypnose, les interruptions de pattern ont été utilisées et affinées au fil des siècles.

Qu'est-ce qu'une interruption de pattern ?

Notre cerveau enregistre sous forme de programmes ou méta-programmes les mouvements répétitifs et associatifs. Ce sont les pattern.

Exemple : tendre la main à quelqu'un suppose une main qui se tend à son tour.

La main qui s'approche du front selon un rythme donné touchera ce front, dans un intervalle donné – surtout si le geste est accompagné d'un décompte régulier. Un groupe de paramètres qui s'assemblent aboutit à une conclusion logique.

On peut créer à volonté des interruptions de pattern. Il suffit de rompre brusquement cet enchaînement (rupture de pattern). Pour créer un « blanc » car le cerveau s'attendait à autre chose : il est désorienté... Le sujet est dans une phase de très haute réceptivité... Le premier mot prononcé par l'hypnotiseur sera pris en compte par l'inconscient. « Dormez, sommeil, hypnose etc ... ».

Il convient ensuite d'approfondir et stabiliser cet état car le sujet reviendrait vite à la réalité.

Nous insistons sur le fait que cette interruption doit être très nette et NON BRUTALE !!!

Il est ainsi très facile de créer soi-même plusieurs types de patterns :

– Imprimer à un bras un mouvement rotatif tout en sollicitant le conscient à une autre tâche comme, par exemple, fixer le regard de l'opérateur. Puis rompre cet enchaînement sans prévenir.

– Annoncer qu'au chiffre 3 le sujet se sentira fatigué brusquement... commencer à compter puis accélérer brusquement le décompte à 2 et 3 et indiquer « DORMEZ ».

– Utiliser un test d'imagerie et l'écourter brusquement en intimant « DORMEZ ».

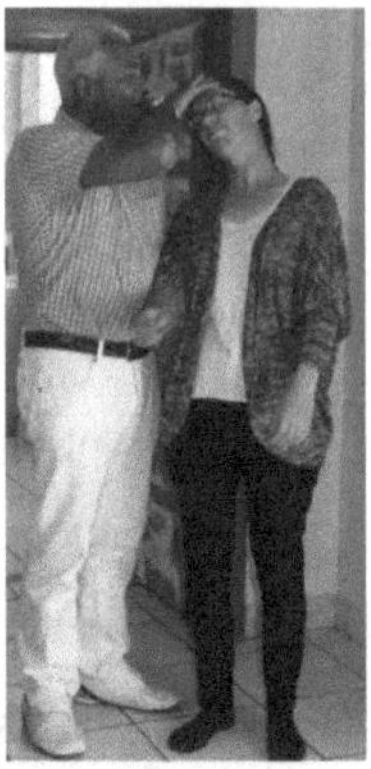

COMBINAISONS POSSIBLES DE SYSTEMES D'INDUCTION(NON EXHAUSTIFS)

- Le sujet est confortablement installé, l'opérateur en face de lui, bras tendu paume vers le ciel, il demande au sujet de placer une main sur la sienne et d'appuyer fortement (recherche kinesthésique). Il lui intime l'ordre de le regarder dans les yeux (effet visuel) et de bien écouter sa voix (effet auditif).

Les 3 paramètres VAK sont utilisés, on obtient la **saturation consciente** évoquée plus haut. L'opérateur maintient le canal auditif en **ratifiant** et **suggérant** sans arrêt : »ne me quittez pas des yeux.. appuyez plus fortement sur ma main.. écoutez bien ma voix.. votre respiration ralentit.. vous êtes fatigué.. appuyez plus fort.. ne me quittez pas des yeux.. etc..

- Quand l'opérateur remarque le léger flottement du regard du sujet dû à la saturation consciente, il lui suffit de déplacer rapidement sa main latéralement pour provoquer la « chute » de la main du sujet (**rupture de pattern**) : le sujet est, à ce moment, dans un état de très haute réceptivité et le premier mot prononcé par l'opérateur sera pris en compte par l'inconscient, d'où l'ordre « DORMEZ !!! »

nettement mais pas brutalement !!! il suffit ensuite d'**approfondir** comme indiqué plus haut.

Une variante peut-être :

L'opérateur soulève un poignet du sujet tout en le fixant dans les yeux, il le soulève lentement et graduellement à la vitesse approximative du rythme cardiaque normal. Le sujet s'attend à quelque chose en rapport avec cette main, l'opérateur amène ce poignet à environ hauteur des yeux du sujet en **créant l'attente** puis il saisit l'autre poignet du sujet plus rapidement, créant un effet de **confusion** car le sujet ne sait plus ce qu'il doit attendre et de quel poignet... L'opérateur demande au sujet de s'intéresser à ce deuxième poignet en retournant celui-ci vers le regard du sujet qui commence à s'y intéresser et, à ce moment, l'opérateur revient au premier poignet, l 'abaisse rapidement créant ainsi un nouvel effet de confusion et applique le second poignet sur le front du sujet (**rupture de pattern**) en lui intimant « DORMEZ !! » et en **approfondissant** aussitôt.

HYPNOSE SANS INDUCTION AVEC CONTOURNEMENT DE RESISTANCES

(mise en évidence par Jean Emmanuel COMBE en street hypnose Toulouse)

Cette manière de procéder correspond tout à fait à la philosophie de l'alphathérapie : « faire du sur mesure ».

Le principe est d'amener le sujet à réaliser sa propre entrée en hypnose en utilisant ses propres images mentales.

On commence graduellement par des tests d'imagerie mais en plaçant des images mentales provenant directement du sujet lui-même, par exemple, sur le test des mains aimantées, on va lui demander ce qui, pour lui, pourrait rapprocher les mains à l'exclusion de ce que n'importe qui pourrait répondre comme « des aimants ou un élastique ».. le sujet doit comprendre qu'il n'y a, en hypnose, ni logique ni raison.. si l'image d'une pelle mécanique lui vient à l'esprit, il faut prendre cette image... Même approche pour les tests suivants. On précise au sujet qu'il peut très bien garder les yeux ouverts ou fermés selon ce qui lui convient.. Encore une fois, les yeux fermés ne rassurent que l'opérateur débutant mais ne sont pas un préalable à une bonne hypnose...

On ratifie chaque réussite du sujet en lui expliquant qu'il vient d'apprendre inconsciemment quelque chose qui pourrait l'amener à progresser dans ses apprentissages... On va, par exemple, lui faire éprouver une catalepsie de la main alors que l'on n'a procédé à aucune mise en induction... et lui faire constater l'hypnose alors qu'il n'y a jamais eu intervention directe de l'opérateur et qu'il est resté conscient durant toute la durée des évènements puisqu'en dialogue constant avec l'opérateur.

On voit l'intérêt de pratiquer alors avantageusement un système thérapeutique puisque le sujet réalise qu'il est lui-même acteur de ses moyens inconscients...

Il faut faire parler constamment le sujet, l'interroger, l'amener à dépasser sa recherche de simplification, sa logique naturelle consciente, faire appel à ses capacités d'imagination et les mettre en œuvre de manière très concrète.

QUELQUES PRINCIPES FONDAMENTAUX BIEN SOUVENT SUFFISANTS POUR RÉSOUDRE BEAUCOUP DE PROBLÈMES

LA REFORMULATION

Comme le remarque Daniel L. ARAOZ, éminent hypnosexologue, beaucoup de sujets se trouvent naturellement en auto-hypnose négative (AHN). On les distingue très facilement car ils parlent de leur vie en termes d'images négatives « je n'aime pas cet état », je ne supporte plus ... », « je ne voudrais plus... » « j'aimerais ne plus avoir à ... » etc ...

Leur cerveau ne réagissant qu'à l'image mentale sans état d'âme va produire ces images et leurs sensations désagréables. Il est impératif de se souvenir que, pour notre inconscient, image mentale ou réalité sont équivalentes.

Il est donc primordial d'apprendre et d'expliquer aux sujets en AHN la reformulation ; à cet égard, les tests d'imagerie sont une excellente démonstration de la puissance des images mentales.

Bien souvent, on constatera la difficulté pour ces sujets à inverser leur processus de pensée ; ils savent par cœur ce qu'ils n'aiment pas mais n'ont jamais réfléchi à ce qu'ils aimeraient ... Il faut leur faire réaliser l'exercice patiemment mais fermement.

Souvent, on constatera d'énormes progrès à la suite de ce seul exercice. Amener le plus souvent possible le sujet à énoncer à voix haute ses reformulations.

LE RECADRAGE

On constate très souvent qu'un sujet s'identifie à la partie de lui-même la plus insignifiante.

Nous expliquons très souvent que notre cerveau est constitué de deux parties distinctes bien qu'interconnectées.

Le conscient qui joue le rôle de parabole et donc reçoit les informations extérieures, pressions, expériences négatives, ressentis désagréables...Il active le système sympathique.

L'inconscient qui s'enrichit en connectant ses neurones dans le plaisir selon les apprentissages recueillis à la suite des vécus conscient. (activation du système parasympathique.

S'identifier au conscient revient donc à vivre une suite d'épreuves plus ou moins désagréables.

S'identifier à l'inconscient correspond à son vrai « MOI » nourri d'une somme de leçons et de savoirs incalculables, d'où sa richesse extrêmement intense ...

Vivre sous hypnose le côté inconscient par opposition au côté conscient modifie avantageusement la perception du MOI.

On peut, selon le sujet, appuyer le recadrage par des ancrages : négatif pour le conscient, positif pour l'inconscient. Les techniques du recadrage sont multiples et doivent être créées en fonction du sujet ; par exemple associer le vécu conscient à une pression de la main droite et la leçon bénéfique inconsciente à une pression de la main gauche ... et amplifier en terminant par la main gauche ...

Placer le négatif conscient sur un fond sombre et les apprentissages inconscients dans un bain de lumière ...

Et bien d'autres constructions possibles ...

LES ANCRAGES

Nous les subissons quotidiennement à notre insu. Il s'agit de ces liens inconscients qui provoquent une sensation à partir d'un élément. Ils peuvent être de toute nature et sont toujours le résultat d'une connexion entre deux canaux sensoriels :

exemples : la vue du gâteau en vitrine qui provoque la salivation

- visuel → gustatif

le son de la voix de l'être aimé au téléphone qui déclenche une émotion de plaisir :

- auditif → kinesthésique

le parfum du chocolat chaud qui évoque l'époque des goûters de la grand-mère

- olfactif → kinesthésique interne

Tout se passe comme si on relie un canal sensoriel à un autre. Notre inconscient ne distinguant pas le réel de l'imaginaire, il est très aisé de créer ces connexions.

On voit d'ailleurs, dans tous les spectacles d'hypnose, les ancrages utilisés pour replonger les candidats en hypnose profonde, à chaque fois que l'hypnotiseur déclenche son ancrage, visuel, auditif ou autre ...

Processus de l'ancrage :

On emmène le sujet dans la configuration la plus riche possible (VAKOG) de l'état souhaité. Il n'est pas nécessaire de cibler la situation qui préoccupe le sujet, on ne cherche qu'à créer la sensation désirée sur n'importe quel sujet : souvenir agréable, désir puissant du sujet ...

quand le sujet vit pleinement la situation, on l'associe à des pressions répétées sur une partie du corps de telle sorte que le lien se créé entre ces tapotements et l'état vécu.

On futurise ensuite plongeant le sujet dans la situation désagréable puis en l'en sortant par l'ancrage. Si le résultat est négatif on recommence à zéro.

La pose d'un ancrage sous hypnose est plus rapide et plus efficace, par exemple suite à un recadrage.

UTILISATION DES EFFETS HYPNOTIQUES

En Alphathérapie, on peut utiliser divers effets hypnotiques que l'on peut associer à des images mentales pour créer de nouveaux méta-programmes. L'idée de départ est, à la fois, de constater que l'on est bien en accord avec l'Inconscient actif et de relier cette action inconsciente à une image mentale souhaitée.

LÉVITATION d'UN MEMBRE : (facile à obtenir)

Cette action relève tout simplement d'une visualisation classique après une bonne pré-induction :

exemple : procéder comme précédemment indiqué lors du chapitre « induction par lévitation d'une main ». On associe ensuite la lévitation à une autre image mentale comme un état euphorique croissant, une libération d'un état décrit précédemment, en l'associant à une métaphore (montgolfière qui se libère de ses lests, poids ajoutés précédemment provoquant une catalepsie de la main etc ...).

On peut faire vivre et ressentir la nouvelle sensation dans le nouveau quotidien et amplifier le ressenti. Ne pas oublier de futuriser ensuite et de vérifier le changement.

CATALEPSIE d'UN MEMBRE : (facile à obtenir)

Après une bonne pré-induction, on fait visualiser le membre à catalepsier et on l'habille de telle sorte qu'il devienne pesant jusqu'à la catalepsie complète. On peut aussi utiliser le principe du double lien. L'idée de la catalepsie est d'associer des images mentales décrites par le sujet lors de l'anamnèse à une sensation de pesanteur que l'on va ensuite libérer, par exemple par lévitation.

RÉFLEXIONS SUR L'ALPHATHÉRAPIE

Malgré les apparences, les processus donnés jusqu'ici sont très faciles à obtenir. La technique est très secondaire par rapport à la conviction de l'alphathérapeute. Une excellente technique liée à un opérateur hésitant, qui est lui-même dubitatif produira un résultat nul ... C'est souvent dans ce cas de figure que le sujet s'entend dire qu'il n'est pas hypnotisable, alors qu'il a simplement affaire à un piètre hypnotiseur ...

Il ne faut pas perdre de vue que les inconscients communiquent à leur fréquence qui n'est pas forcément perçue par le conscient. Ainsi, les belles paroles sur une fréquence et une longueur d'onde de doute sont perçues par l'inconscient comme non crédibles et l'effet recherché est raté ... Les expériences menées en leur temps par la NASA sur l'effet subliminal ont amplement démontré ce phénomène...

Les hypnotiseurs qui faussent leurs fréquences en employant ces ridicules voix de tête, de cœur, sépulcrales ... etc ... obtiennent le plus souvent des résultats nuls et ne peuvent avoir un impact que sur les sujets si faciles qu'un enfant de 10 ans un peu affirmatif réussirait sans effort à les mettre en EMC.

Ce sont d'ailleurs les même sujets que l'on trouve en spectacle. Un alphathérapeute digne de ce nom n'agit pas que sur les personnes les plus faciles mais sur tout type de sujet.

Un autre point très important concernant l'alphathérapie : pour nous, la relaxation physique qui résulte naturellement de la baisse de fréquence cérébrale n'est que l'effet secondaire de l'objectif véritable : l'hyperactivité cérébrale. En effet, la différence entre l'alphathérapie et la sophrologie réside dans la recherche de libération dans la relaxation visée en sophrologie et la recherche d'activité cérébrale dans la zone dopaminergique qui régule nos méta-programmes en alphathérapie.

On observe, la plupart du temps, des sujets plutôt endormis lors de séances de sophrologie ou d'hypnose Ericksonienne ou humaniste alors que l'on recherche en alphathérapie des sujets actifs dan leur relâchement : faire vivre le changement dans le dynamisme ; quitter l'interrogation et la recherche analytique du domaine du petit cerveau conscient pour entrer dans le vaste domaine perceptif et puissant de l'inconscient.

Abandonner les faibles quantités de paramètres accessibles au conscient pour prendre contact avec les milliards de paramètres gérés en continu pour l'inconscient …

Prendre conscience du fait que nous ne percevons consciemment qu'un bref et élémentaire résumé de tout ce que notre inconscient a perçu quelques millisecondes auparavant. L'effet quelque peu spectaculaire réalisé au cours de séances d'alphathérapie n'a pas pour but d'épater un public inexistant mais d'établir un dialogue avec l'inconscient et de vérifier les bons impacts et la progression du travail. L'énorme avantage de l'alphathérapie sur l'hypnose dite « Ericksonienne » réside dans la non utilisation de protocoles ou de scripts mais en l'ajustement permanent et sur mesure au sujet selon les observations recueillies dans ce dialogue avec l'inconscient :

une main en lévitation qui change de trajectoire ne le fait pas sans raison même si l'opérateur ne la comprend pas ... un pied qui se bloque sans avoir été sollicité, un doigt qui frémit etc … tous ces signes (calibration hypnotique) sont à prendre en compte dans le cadre de la recherche entreprise par l'alphathérapeute.

Tout l'intérêt et la richesse de l'alphathérapie résident dans cette démarche d'adaptation au sujet avec sa richesse de moyens quand on dialogue avec un inconscient qui fonctionne de manière très puissante mais selon des paramètres qui nous dépassent totalement.

Nous avons pris l'habitude d'inculquer à nos sujets cette notion de « Petite Suzanne » par exemple pour l'identifier à son petit conscient par rapport à « Grande Suzanne » ou « LA PATRONNE » qui est sa partie puissante, importante et très sereine. Celle qui accumule les Savoirs depuis toujours à partir des expériences subies par la petite... Il ne faut pas pour autant donner une dimension supérieurement respectable à l'inconscient comme on le voit souvent faire... car de multiples expériences mettent en évidence qu'il n'est pas autre chose qu'une volonté froide et sans état d'âme d'évoluer dans le plaisir (expérience des souris qui meurent alors qu'elles avaient le choix entre vivre et se nourrir, ou se donner du plaisir et mourir..).

INDUCTION TYPE ELMAN REVISITÉE

Ce type d'induction considérée comme rapide permettait au chirurgien Dave ELMAN d'opérer sur les champs de bataille sans disposer du matériel d'anesthésie. Nous utilisons ici une forme revisitée de cette induction tout en respectant son plan.

L'induction rassemble les principes fondamentaux d'une mise en hypnose profonde : participation du sujet – fractionnement - passage en EMC et approfondissement jusqu'à stabilisation de l'état souhaité.

1) CATALEPSIE DES PAUPIERES :

- Après deux profondes inspirations destinées à amorcer la descente en fréquences cérébrales, on accompagne un court moment selon le sujet en ratifiant le ralentissement de la respiration, le relâchement des épaules, la lourdeur des pieds sur le sol et le basculement lent de la tête.

- On fait observer au sujet qu'il entre dans le domaine de son super cerveau qui ne différencie pas une image de la réalité.

- On lui propose un premier test destiné à mesurer l'importance de cette gestion supérieure, ce faisant, on le rend acteur du résultat. « Imaginons que votre super cerveau soit en train de faire couler une colle souple et transparente entre les paupières. On note le frémissement des paupières et on l'amplifie en annonçant la soudure progressive des paupières et on l'amplifie en annonçant la soudure totale des paupières quand la colle aura totalement séché. On annonce « la colle sèche et durcit de plus en plus, les paupières se soudent de plus en plus solidement... Maintenant la colle a totalement séché ; les paupières sont totalement et fortement soudées. Faites ce test, essayez d'ouvrir ces paupières qui se soudent de plus en plus au fur et à mesure que vous essayez... ».

1er cas : le plus souvent les paupières restent fermées malgré les efforts visibles du sujet. On propose alors l'image d'un solvant qui dissout la colle et, au fur et à mesure, les paupières retrouvent leur liberté jusqu'à pouvoir se rouvrir de nouveau... Le sujet est émerveillé et surpris d'avoir découvert cette puissance bien supérieure à sa volonté consciente ; il est alors facile de lui proposer d'aller plus loin dans la connaissance de ses pouvoirs inconscients.

2ème cas : le sujet rouvre les paupières (plus rarement). Il convient alors, à la fois, de le rassurer sur le fait qu'il ne perdra donc jamais sa perception consciente sous hypnose, et aussi qu'en donnant une part aussi élevée à sa volonté consciente (le contrôle ...), il diminue son accès à la puissance des facultés illimitées de son inconscient. On va donc recommencer l'expérience, ou d'autres types de relâchement comme, par exemple, par la respiration, jusqu'à pouvoir produire facilement l'effet recherché : les paupières sont soudées plus puissamment que par la simple volonté.

2) On passe ensuite à l'APPROFONDISSEMENT

A partir des paupières soudées, on utilise le double lien pour propager la sensation de lourdeur des paupières à tout le corps jusqu'aux orteils. « Complètement relâché, complètement détendu »...

3) FRACTIONNEMENT

On propose au sujet de s'obliger à rouvrir les paupières au claquement de doigts de l'opérateur puis de les refermer en accompagnant la main de l'opérateur placée à 10 cm des yeux du sujet et qui descend. Ratifier la difficulté grandissante à rouvrir les paupières.

4) RESSENTI DE L'EFFICACITE DU FRACTIONNEMENT

Prévenir le sujet que l'on va soulever son bras qui, dans cet état de relâchement, va retomber lourdement et mollement sur sa cuisse quand on le relâchera et on accompagne deux ou trois relâchements des mots « dix fois plus détendu »...

5) EQUIVALENT MENTAL

On explique au sujet que l'on peut obtenir et observer le même relâchement au niveau mental. On lui propose de visualiser dans sa tête des nombres qui décroissent à partir de 100, mais, en les prononçant à haute voix, ils s'effacent pour laisser place au nombre suivant. Vous direz alors à voix haute « dix fois plus détendu et vous afficherez le nombre inférieur. Vous constaterez à un certain moment que plus aucun nombre ne s'affiche.

FINITION

On prévient alors le sujet que l'on va une dernière fois soulever ce bras et le relâcher lourdement comme précédemment, provoquant un petit choc dans le cerveau qui établira l'hypnose totale et profonde.

INDUCTION PAR CONCRÉTISATION DE TROIS PARAMÈTRES, LA RESPIRATION, LA VISION ET L'OUIE

Induction que nous pratiquons couramment en alphathérapie. Il s'agit de donner 3 paramètres à gérer à l'inconscient.

– Faire installer confortablement le sujet, paupières fermées. Expliquer au sujet que la fermeture des paupières, hormis le fait qu'elle stimule la production d'ondes alpha permet de prendre conscience de plusieurs éléments auxquels on ne prête jamais attention, comme la respiration.

– Donner ensuite les 3 paramètres suivants :

– * AUDITIF : le son produit par la respiration que le sujet perçoit intérieurement.

– * VISUEL : l'image de ce qui produit ce son : des petites micro-bulles d'oxygène différentes d'autres petites micro-bulles d'azote, le tout glissant les unes sur les autres en produisant ce petit bruit respiratoire ... Insister sur la forme des bulles, leur couleur irisée comme des bulles de savon ... et tout paramètre visuel accréditant l'image.

– * KINESTHÉSIQUE : faire imaginer le trajet de ces petites bulles qui produisent cette sonorité par les narines, elles emplissent progressivement le front, les joues, la bouche, la gorge et ainsi de suite jusqu'au bout des orteils.

La dissociation (donc l'EMC) s'amplifie. La ratification est le fil conducteur qui conduira aux premiers effets hypnotiques que l'on approfondira et ainsi de suite. Comme toujours en alphathérapie, on reste à l'affût du moindre micro-mouvement du sujet pour lui donner une signification et la diriger vers l'effet souhaité.

QUELQUES PIÈGES COURAMMENT OBSERVÉS

Le sujet qui se présente à notre cabinet avec son diagnostic personnel :

– « Je souffre de la phobie du vide **PARCE QUE** mon père était vitrier et qu'il m'a montré tout petit à regarder par-dessus le parapet... ».

– « Je renouvelle les actes de mes parents et grands-parents. Pouvez-vous **me nettoyer mes mémoires ? ».**

– « Je ne vis que des expériences négatives et traumatisantes – on m'a dit que **c'est mon destin »...**

– « J'ai de plus en plus de furoncles, j'ai **DONC** de la colère à évacuer »...

– « Je suis maladroit **DONC** j'ai du **mal à mon côté droit** ... ».

– « J'ai un cancer **IL FAUT DONC** trouver le traumatisme émotionnel qui l'a généré... ».

– On m'a dit que je suis responsable de la mort de mon jumeau à ma naissance... Comment me faire pardonner ? ».

On pourrait multiplier à l'infini ces réflexions et affirmations de sujets entendues dans notre cabinet. A l'évidence, ces raccourcis et interprétations folkloriques proviennent soit du sujet lui-même après lectures de témoignages divers sur les réseaux sociaux ou les proches bien intentionnés, mais aussi malheureusement, de thérapeutes qui se drapent dans un super savoir qu'ils ne possèdent à l'évidence pas …

Nous rappelons que le « savoir véritable » n'est l'apanage que du seul médecin. Que l'alphathérapeute ou l'hypnothérapeute n'a accès qu'au cerveau inconscient qui ne fonctionne pas de façon logique ni binaire et que donc, toute interprétation logique ou protocolaire est tout simplement très comique, quand elles ne sont pas dangereuses pour le sujet en souffrance...

Que les mémoires ne se « nettoient pas » car elles se « nettoient » d'elles-mêmes en supprimant ce qui n'est plus utile et en réactualisant en permanence ce qui reste. Que notre cerveau n'est pas stagnant, qu'il évolue en permanence, que nous subissons les phénomènes de plasticité et de neuroplasticité …

Que chacun de nous est différent des autres, ce qui en fait sa richesse.

En conséquence, l'alphathérapeute ou l'hypnothérapeute n'est ni médecin ni médium. Le médecin seul connaît et comprend les minutieux mécanismes physiques, biologiques et physiologiques qui nous gèrent.

L'alphathérapeute ou l'hypnothérapeute est censé connaître uniquement le système cérébral de gestion de nos paramètres. Il n'a donc pas accès à notre passé avant l'âge de 3 ans car l'organe gestionnaire des mémoires, l'hippocampe, n'est opérationnel que vers l'âge de 3 ans, et seulement à une vision erronée de ce qui suit. Mais il sait que l'inconscient peut accepter de modifier un méta-programme qui dérange le conscient.

Le médium a accès à tout ce qui concerne la dimension supérieure au-delà des facultés cérébrales. Selon les croyances, il est donc le seul à avoir accès au passé et à d'autres dimensions mais pour ce faire, il n'utilise pas le cerveau donc une régression sous hypnose relève du folklore le plus irréaliste. **Le seul habilité à émettre des « il faut, il ne faut pas..., donc..., vous devez..., vous ne devez pas ... » etc … est donc le médecin (ou le médium...).**

QUELQUES CAS TYPIQUES ET LA TRAME ALPHATHÉRAPEUTIQUE
(et surtout pas un protocole!!)

MANQUE DE CONFIANCE EN SOI

Mécanismes en jeu : des méta-programmes répétitifs que l'on met en évidence lors de l'anamnèse. Les réflexions répétitives des parents, enseignants, collègues etc … « tu as encore raté ton coup..., prends exemple sur …, tu n'arriveras jamais à … » etc … Le sujet s'est fabriqué une image d'un manque de moyen vis à vis de l'extérieur. Il s'identifie à son « petit moi conscient ». Il n'a pas pris conscience de son vrai MOI inconscient qui se nourrit des expériences du petit conscient.

– Les hautes fréquences cérébrales correspondant à la fréquence du conscient, limité et producteur d'hormones du mal-être, très consommateur d'énergie ; volontaire, logique, rationnel, binaire … limité à une petite réduction des paramètres inconscients.

– Mécanismes à mettre en œuvre :

– * Amener le sujet à quitter ces hautes fréquences pour entrer dans les fréquences dopaminergiques de l'inconscient. Expliquer que bien des techniques le permettent comme le yoga, la méditation, la sophrologie... L'hypnose ou l'auto-hypnose ... mais que ces techniques permettent un bien-être passager qui s'estompera à la fin de l'exercice. L'alphathérapie permettra d'utiliser l'hyperactivité cérébrale pour modifier des méta-programmes réducteurs du conscient ; apprendre à ressentir et non à chercher à analyser...

ANAMNESE :

Faire parler le sujet de lui-même et de son quotidien. On note intérieurement plusieurs évidences :

– Il est souvent en AHN (voir ci-avant).

– Il parle de lui au travers du regard des autres.

– Il connaît ses défauts mais a des difficultés à se trouver des avantages.

– Il est mal à l'aise lorsqu'on l'oblige à parler de ce qu'il aime chez lui sans passer par ce que l'on dit de lui ...

– Il est souvent volontaire.

– Il sait d'avance ce qu'il va rater.

Il faut le pousser dans ses retranchements quitte à le mettre mal à l'aise. Le mettre en face de ce qu'il se cache naturellement à lui-même. Le placer au cœur de son ressenti quotidien (son Moi conscient).

Utiliser ensuite les tests d'imagerie pour lui montrer un autre fonctionnement qu'il ignorait de lui-même, bien plus puissant que son petit « moi » conscient et également bien plus calme et serein – lui donner envie de découvrir plus avant son vrai MOI inconscient ... Ce faisant, on lui fait comprendre ce qu'est le « lâcher prise », apprendre à ressentir et non à chercher à analyser. Utiliser son vrai MOI, un super cerveau capable de réaliser des prouesses fabuleuses sans dépenser la moindre énergie.

Il faut avoir à l'esprit que passer un moment en fréquences alpha a montré des analyses sanguines en réharmonisation des cholestérols et triglycérides entre autres paramètres (Docteur G.R.RAGER « hypnose, sophrologie et médecine Fayard 1973).

INDUCTION :

Selon le sujet, rapide ou **progressive si nécessaire (type « ericksonien »)**.

Faire ressentir le bien-être sans chercher à analyser.

Ratifier le ralentissement de la respiration, l'alourdissement de la tête ...

Proposer une catalepsie des paupières comme décrite précédemment.

Retour en EOC pour installer la stupéfiante découverte de cette puissance bien supérieure à la volonté consciente. On présente cette victoire comme une étape rassurante pour ne pas se sentir angoissé de se trouver brutalement devant une puissance très intense et impressionnante. On fait observer au sujet qu'il vient de mettre en évidence un infime partie de ses moyens inconscients sans dépenser la moindre énergie – son vrai MOI ... On peut donc sans risque, en découvrir plus...

Retour en EMC si possible rapide et, selon le sujet :

– Utiliser une forme de recadrage en plaçant d'un côté les images négatives et pesantes décrites lors de l'anamnèse et, de l'autre, les apprentissages lumineux et chargés de plaisir.

– Faire ressentir le vrai MOI, par exemple à partir d'une aura puissante et sereine qui se libère de l'intérieur pour se faire sentir sous forme d'une bulle extérieure puissante et protectrice. Faire visualiser le monde extérieur en arrière plan et la sensation de bien-être et de lumière que ressent le sujet. Ancrer cette sensation et projeter le sujet dans les anciennes situations négatives dans cette dimension positive et sereine. Ancrer ces nouvelles sensations.

CONCLUSION:

Pour chacun de ces deux exemples, on peut multiplier à l'infini les images et sensations propres au sujet.

Futuriser ensuite pour vérifier la bonne sensation de changement.

TABAGISME

Caractérisations :

Le fumeur qui cherche à arrêter de fumer est soumis à deux systèmes différents :

a) Le conscient qui, pour des raisons logiques et rationnelles veut stopper la consommation de cigarettes. « Cela coûte cher, je veux faire plaisir à mon entourage, j'ai du mal à courir, je tousse beaucoup, j'ai peur du cancer » etc ...

b) L'inconscient sans état d'âme, ni logique ni rationnel, qui se nourrit de pur plaisir et sait en trouver dans la nicotine. Si on lui supprime cette source de plaisir, il en trouvera une autre, d'où les nombreux anciens fumeurs qui « ont pris 30 kilos depuis qu'ils sont non fumeurs... » par exemple, quand ils ne se sont pas mis à boire ou sont entrés dans une autre addiction ...

L'inconscient étant le système directeur, c'est lui qu'il faut convaincre de changer un programme.

ANAMNÈSE :

Sachant qu'il n'y a pas deux personnes qui fument ou veulent arrêter de fumer pour les mêmes raisons, l'anamnèse portera sur les raisons de cette volonté de changement, la motivation, le pourcentage plaisir égoïste dans le quotidien du sujet, le bénéfice plaisir envisagé à partir du moment où celui de la fumée a disparu ...

Il faut sans arrêt se demander pourquoi l'inconscient devrait modifier un méta-programme qui lui apporte ce qu'il recherche ...

Futuriser le sujet dans la nouvelle sensation du non fumeur et amplifier la reformulation positive ; exemple « vous respirez donc mieux ? Et qu'est-ce que cela vous apporte ? Vous ne toussez plus donc vous sentez votre gorge libérée ? ... » et ainsi de suite.

On doit constater un changement positif des expressions du visage et du corps au fur et à mesure que le sujet vit son changement. (Analyse non verbale et paraverbale).

Il est souvent très intéressant de se faire l'avocat du diable pour amplifier le ressenti positif du sujet : « Mais pourquoi vouloir arrêter de fumer puisque c'est agréable avec le café ou l'apéritif ? » « c'est aussi un excellent déstressant » etc ...

Un grand pas est accompli vers la réussite quand le sujet lui-même est entrain de vous convaincre que ne plus fumer est source de fabuleux bien-être.

Il faut également bien faire comprendre au sujet que son inconscient ne gère que lui et pas le reste du monde, et donc que, vouloir faire plaisir à sa compagne ou son compagnon n'entre pas dans les considérations de son cerveau.

INDUCTION :

Après 3 Yes-Set, on procède à des tests d'imagerie (voir chapitre tests d'imagerie). Après avoir expliqué au sujet que l'on cherche simplement à mesurer ses facultés de connexion à son cerveau inconscient. Il est souvent bénéfique d'expliquer rapidement les expériences menées sur les sourds ou les aveugles où, sous IRM, on voit s'activer les cortex auditif ou visuel à l'évocation d'une promenade dans la ville... Le cerveau ne différencie pas le réel de l'imaginaire.

Selon les résultats on explique au sujet que l'on va adapter sur mesure sa connexion à la partie inconsciente de son cerveau, ce que l'on appelle L'HYPNOSE. (voir chapître inductions).

En alphathérapie nous sommes souvent amenés à modifier l'interprétation des phénomènes obtenus, comme, par exemple, les inductions par passes dans lesquelles on explique au sujet que la main de l'opérateur lui renvoie sa propre puissance psychique comme par effet miroir d'où cette sensation de pesanteur derrière les yeux, alors qu'il s'agit tout simplement de la fatigue visuelle provoquée par la fixation de cette main qui bouge à 15 centimètres de ses yeux, effet que le sujet pourrait produire lui-même en fixant sa propre main.

Le « sur mesure » cher à notre philosophie commence déjà à ce stade ; on adapte au sujet les effets inductifs selon l'image que l'on souhaite lui faire adopter.

Sur d'autres types de sujets plus en recherche d'autorité rassurante, on insistera, au contraire, sur l'idée de « laissez vous aller, je suis là et vous êtes en parfaite sécurité... vous allez découvrir votre vraie puissance en toute sécurité ».

On met en pratique la trame envisagée au cours de l'anamnèse, par exemple :

– « Vous êtes maintenant parfaitement détendu, agréablement relâché, vous n'avez pas besoin de comprendre mais seulement de ressentir... Et tout ce que je vais vous dire à partir de maintenant, vous le ressentirez intensément.

– Visualisez cette cigarette que je glisse entre vos doigts (en plaçant l'index entre les doigts du sujet). Cette image vous rappelle le cylindre blanc et allongé qui produit cette fumée bleue (VISUEL), cette fumée qui se dirige vers vos narines, porteuse de ce parfum de plaisir (OLFACTIF-KINESTHESIQUE).. Et ce goût agréable qui remplit la bouche (GUSTATIF)..Vous aspirez, à chaque inspiration, une bouffée de pur plaisir (KINESTHESIQUE)... »

Et on amplifie jusqu'à percevoir des manifestations de plaisir notamment sur le visage.

On provoque la lévitation de la main vers le visage en se basant sur les micro-mouvements de la main, des doigts ou du bras et en utilisant des métaphores et des suggestions.

On amplifie la relation « cigarette qui se rapproche des lèvres avec le plaisir grandissant ». (selon le sujet, on peut aider la lévitation en se synchronisant sur « l'inspir » qui aide par le soulèvement naturel de la poitrine).

On prévient du summum de la montée du plaisir lorsque la cigarette touchera les lèvres.

A noter que certains sujets diront, après l'expérience, avoir été surpris du contact de la cigarette sur les lèvres alors que l'on n'a observé aucune élévation suffisante pour produire ce contact …

Encore une fois, seule compte la perception du sujet quant à ce qui se passe et surtout pas l'idée que s'en fait le praticien. Les mouvements du sujet et la lecture des impacts inconscients (la lecture non verbale) sont les guides de l'opérateur qui s'adapte à ce qu'il voit et suggère.

– A ce stade, on a produit ce que le cerveau du sujet connaît, à savoir : cigarette égal grand plaisir ; il convient maintenant de produire la relation « autre chose (selon le sujet) égale plus grand plaisir ».

Exemple : La cigarette a atteint les lèvres mais l'effet attendu est remplacé par une sensation désagréable : la fumée est devenue une pâte brune et visqueuse, amère acide etc... la bouche se remplit d'une amertume nauséeuse, l'odeur est devenue pestilentielle, la respiration devient difficile, la main qui tient la cigarette devient noire..etc... Tout ce qui peut provoquer du dégoût chez le sujet... Ratifier les signes de dégoût, de nausées etc...

Amener le sujet à réaliser qu'il peut, lui-même, se libérer de cette horreur en évacuant la cigarette à l'extérieur... Les doigts s'écartent et, dès la cigarette évacuée, suggérer et ratifier les changements positifs de sensations, parfum de l'air pur égale plaisir très supérieur à tout ce qu'il a déjà connu.. le goût de l'air pur.. un nectar... le corps se débarrasse des anciennes traces de lourdeurs, de gênes... On reprend les reformulations positives du sujet ; il respire bien, sa gorge est souple, il aime le sport et peut courir... Il a changé, il s'est libéré...

Maintenant l'inconscient a trouvé dans l'air pur un plaisir supérieur à celui de la nicotine...

On place alors, pour vérification, des suggestions post-hypnotiques « dorénavant la fumée vous dégoûte... L'image d'une cigarette provoque chez vous une envie de vomir... » On doit constater des signes désagréables à l'évocation de la cigarette.

On vérifie ainsi que le bénéfice plaisir est bien réalisé et on insiste sur l'idée du changement positif et de la libération.

CONCLUSION

On laisse quelques instants le sujet libre en lui disant de prendre le temps de constater à quel point il a changé, il s'est libéré etc... Au retour en EOC, on futurise de nouveau en proposant une cigarette et on constate le refus écœuré.

Bien entendu, il ne s'agit ici en aucun cas d'un protocole !!!! on peut (**et on doit**) décliner en autant de trames que de sujets le principe de faire accepter à l'inconscient du sujet l'idée du bénéfice obtenu par autre chose que la cigarette et sa nicotine.

Le voyage à l'intérieur d'une cigarette géante et le désir d'en sortir car de plus en plus écœurant, la perception du déclin qui s'accentue avec la cigarette et les perceptions de plaisir et découvertes grandissantes une fois libre... Et bien d'autres considérations.

LE STRESS

Vérifier que le sujet a bien pris contact avec son médecin traitant.

Caractérisation :

Quand on étudie les diverses thèses évoquées dans l'ouvrage « HYPNOSE ALPHATHÉRAPIE, thérapie par les ondes cérébrales alpha » du même auteur que pour le présent ouvrage, on constate les paramètres essentiels que l'on mettra en évidence.

En fréquences bêta élevées, on se trouve connecté à la partie consciente de notre cerveau, donc la plus petite et productrice d'hormones du « mal-être … via le système sympathique. On évolue alors vers des états d'anxiété, manque de confiance en soi, manifestations type problèmes de peau etc …

L'activation du système sympathique génère les hormones du mal-être et l'image de soi via les méta-programmes inconscient devient de plus en plus négative. Le système sympathique est donc générateur du « bon stress » qui correspond à la motivation nécessaire à notre évolution. Mais au-dessus d'une certaine fréquence, il génère le « mauvais stress » qui installe les états de mal-être et tous ses corollaires.

Parallèlement, un autre système dit parasympathique génère le plaisir sous forme principalement de dopamine. Il produit le plaisir de la motivation.

Malheureusement, ce circuit parasympathique ne monte pas en hautes fréquences, d'où le « mauvais stress » qui ne se nourrit plus du plaisir équivalent.

Ce système parasympathique correspond aux moyennes fréquences cérébrales, la zone alpha et donc à la partie inconsciente de notre fonctionnement cérébral.

ANAMNÈSE :

On s'attache en faisant parler le sujet à mettre en évidence le fonctionnement conscient, analytique, rationnel, fait de devoirs et d'obligations. « Il faut... je dois ... » etc... On met également en évidence une image de Soi très réduite... « Je n'ai pas le temps de penser à moi ... mes activités et le monde extérieur sont très importants ... ».

On met souvent en évidence que le sujet est très conscient du fait qu'il devrait être très heureux puisque possédant tout ce dont on peut rêver ... Tout simplement, il est enfoncé dans le rationnel conscient (système sympathique) et plus dans les fréquences du bien-être perceptif (système parasympathique) ...

Parler de lui est très difficile et inhabituel alors qu'il est très conscient de ses interactions avec l'extérieur ... Il est souvent figé sur un canal sensoriel (pas forcément le sien) et souvent qualifié par les autres de peu ou pas réceptif ...
On assistera souvent à un personnage coupé de ses émotions avec une volonté très puissante.

Il convient de lui expliquer, selon son niveau, le plan de travail :

– a) Apprendre à quitter l'espace hautes fréquences par n'importe quel moyen : yoga, sophrologie, méditation, hypnose ou auto-hypnose ...

– b) Apprendre à fabriquer de nouveaux méta-programmes dans cette zone de fréquences alpha, sachant qu'image mentale associée à une émotion intéressante est productrice du méta-programme correspondant. Rappeler que notre inconscient ne différencie pas imaginaire et réel.

Il suffira ensuite de renforcer ces nouveaux méta-programmes par les exercices d'auto-hypnose...

INDUCTION :

Après 3 Yes-Set on procède à deux ou trois tests d'imagerie afin de mesurer le degré de facilité de connexion du sujet et aussi pour le rendre de plus en plus accessible.

A noter que les tests d'imagerie peuvent souvent suffire à une mise en EMC rapide sans passer nécessairement par d'autres systèmes d'induction ...

Exemple : A partir du test des mains aimantées qui s'attirent, selon les micro-signes relevés par l'opérateur comme la fatigue visuelle, l'alourdissement des paupières ou de la tête, le ralentissement respiratoire etc ... on peut amplifier par ratification l'observation l'un ou l'autre de ces signes et aboutir rapidement à l'EMC qu'il suffit d'approfondir.

On peut aussi, à l'observation de ces micro-signes, opérer une interruption de pattern et approfondir aussitôt. Tous ces exercices sont développés et acquis après un simple entraînement comme lors de nos stages de week-end.

On installe alors le sujet dans cet état très agréable de telle manière qu'il se contente d'accepter de se sentir bien sans chercher à définir cet état de façon logique. Il est passé du comportement analytique et rationnel au comportement perceptif, ce que beaucoup appellent « le lâcher prise ». C'est la première étape définie plus haut, l'abandon des hautes fréquences cérébrales liées à l'activation consciente logique et analytique mais génératrice de stress ... Et l'entrée et l'installation dans les fréquences moyennes liées aux hormones productrices de bien-être par la gestion de l'inconscient ni logique, ni analytique ni rationnel mais exclusivement perceptif, animé par l'image mentale et la sensation ou l'émotion ...

Il est nécessaire de garder à l'esprit que ce fonctionnement réharmonise une foule de fonctions métaboliques, donc producteur de bien-être. Mais il ne s'agit que de la première étape ...

La deuxième étape, propre à l'alphathérapie, consiste ensuite à initier et renforcer de nouveaux méta-programmes de bien-être jusqu'au pur plaisir ...

On se base sur le couple cérébral « hippocampe/amygdale ». Soit image mentale/sensation = initiation d'un méta-programme. On est donc, à ce stade, dans l'espace sensation, émotion positive. Il convient maintenant de créer le lien imagerie mentale. Selon le sujet, on l'amènera soit directement soit indirectement à se voir (ou voir son double) dans des situations diverses avec ce sentiment de calme, d'importance et de plaisir. On peut, par exemple, placer un ancrage du sourire ou du rire facilement puisque l'on se trouve déjà en zone de bien-être puis relier cet ancrage à des images mentales appropriées, de manière à déclencher cette sensation de sérénité quel que soit le cadre extérieur.

On peut faire ressentir de manière plus puissante cette émotion très positive en la reliant à la puissance et à l'importance du vrai MOI inconscient capable de tout sans aucun effort. A partir d'une simple image mentale ... Par exemple, toute cette puissance va se placer dans cette main au point de la faire augmenter de volume, d'intensité lumineuse et de la gonfler comme un ballon ... La main devient donc de plus en plus légère, on la sent se libérer de plus en plus, aussi légère que l'air, puis plus légère que l'air et elle commence à flotter doigt après doigt ... La lévitation s'amorce que l'on ratifie et amplifie et on relie cette lévitation à l'idée d'amplifier un curseur du bien-être ... Plus cette main s'élève plus elle ouvre le commutateur du bien-être, et progressivement du pur plaisir ... Le sujet CHANGE de plus en plus .. Il devient son vrai MOI ... Tout est facile ... et il ressent cette puissance rayonnante et calme en lui ...

On le projette ensuite dans les anciennes situations stressantes vécues et évoquées lors de l'anamnèse mais dans cette nouvelle dimension. On ratifie le relâchement physique, le calme de la respiration, le visage qui s'éclaire de plus en plus comme le corps qui rayonne, l'aura de puissance calme et protectrice qui l'entoure maintenant, son importance vis à vis du monde extérieur.

On peut également « ancrer » cette nouvelle dimension de manière à la retrouver rapidement à chaque fois que le sujet stimulera cet ancrage.

CONCLUSION

Le renforcement de ce métaprogramme se fera ensuite par le sujet lui-même grâce aux exercices d'auto-hypnose qu'on lui enseigne, en précisant qu'il devra être motivé car ces exercices fonctionnent rarement dès le début car ils supposent de ne rien chercher alors que notre tendance naturelle est, au contraire, la recherche de la réalisation de quelque chose...la concentration... Ici on cherche l'inverse, à savoir que peut-être il ne se passera rien et que cela n'a aucune importance.

ENCORE UNE FOIS IL NE S'AGIT ICI SURTOUT PAS D'UN PROTOCOLE !!! mais de l'une des milliards de techniques qui pourraient être utilisées selon les renseignements recueillis lors de l'anamnèse et l'analyse paraverbale et non verbale du sujet. (Nos stages de week-end permettent de se familiariser avec différentes recherches sur des sujets différents).

<u>LES PHOBIES PAR L'ALPHATHERAPIE</u>

Qu'est ce qu'une phobie ?

Notre cerveau enregistre en permanence des méta-programmes, sans état d'âme, à partir de situations vécues à un moment donné et en fonction des milliards de paramètres du moment. Notre inconscient établit des connexions neuronales à chaque fois qu'une situation semble représenter une charge émotionnelle intéressante (voir l'ouvrage « hypnose-alphathérapie).

Il est donc inutile voire dangereux de chercher une origine logique à un fonctionnement par principe illogique ; de plus, la plasticité et la neuroplasticité du cerveau font en sorte que notre cerveau réactualise en permanence ses méta-programmes et ses mémoires.

Nous placerons donc comme postulat de départ qu'un problème conscient est le résultat d'une situation vécue et interprétée en fonction des paramètres du moment qui n'ont plus rien à voir avec la réalité présente.

Sachant comment fonctionne notre cerveau, on peut donc l'amener à modifier un méta-programme qui dérange le conscient en s'introduisant par l'hypnose dans la zone des méta-programmes, **<u>et surtout sans chercher l'analyse ni l'interprétation ni le détail !!!</u>**

ANAMNESE :

En faisant décrire au sujet sa phobie, on en retire son interprétation personnelle (et celle que l'on a pu lui mettre dans la tête). On en profite pour repérer ses canaux sensoriels principaux. Il faut ensuite lui expliquer la technique que l'on s'apprête à mettre en œuvre afin d'obtenir sa pleine collaboration.

D'abord arrêter de raisonner de manière logique et rationnelle. Vouloir entrer dans la zone de perception et quitter celle de l'analyse consciente.

Expliquer que l'inconscient a établi à un moment donné et en fonction des paramètres du moment un méta-programme du type « l'élément phobique précité égal danger ».

Expliquer qu'il est tout à fait possible de modifier ce méta-programme grâce à la plasticité du cerveau en proposant une nouvelle relation « image mentale = émotion » dans la zone de fréquence de l'inconscient ou tout simplement ce que l'on appelle hypnose ou auto-hypnose.

Expliquer également que l'agent phobique peut revêtir plusieurs images mentales, par exemple, le chien peut être apparenté par l'inconscient à l'animal mais aussi le poil, les dents l'odeur etc... On proposera donc sous hypnose une représentation la plus riche possible en paramètres VAKOG.

INDUCTIONS :

Après 3 « Yes-Set » on procède à deux à quatre tests d'imagerie afin de mesurer le degré de réceptivité du sujet, l'augmenter et envisager la ou les techniques à mettre en œuvre.

Peut-être les tests d'imagerie suffiront-ils pour créer une induction rapide. Par exemple en utilisant le dernier en rupture de pattern …

Peut-être ces tests ouvrent-ils la porte à des systèmes par double lien, par confusion etc …

Exemple : (parmi bien d'autres …)

« Prenez deux inspirations profondes puis regardez ma main devant vos yeux qui s'approche et s'éloigne ... Ecoutez ma voix, votre respiration ralentit alors que votre vision se trouble de plus en plus, ne quittez pas ma main du regard, vous êtes fatigué, de plus en plus fatigué et, en rapprochant la main des paupières qui s'alourdissent, intimer l'ordre « dormez » ... et approfondir en gardant la main sur le front du sujet.

« Vous êtes bien, détendu, ma voix vous accompagne en toute sécurité, votre respiration est lente et votre corps agréablement détendu ... Vos pieds s'enfoncent de plus en plus lourdement dans le sol et votre tête bascule lentement et lourdement... ».

On ratifie chacune de ces affirmations. On propose que la tête se redresse dans une position plus confortable.

On installe maintenant le sujet dans un cadre sécurisant pour lui selon les renseignements recueillis lors de l'anamnèse. On amplifie le côté sécurisant.

On lui fait observer ensuite son clône à l'extérieur en train de vaquer à des occupations agréables, calme, serein, souriant, on peut même provoquer un sourire du sujet lui-même. Plusieurs pistes se présentent alors selon le moment et ce que l'on sait du sujet :

1) Montrer au sujet son clône sur un écran en contact avec l'agent phobique mais souriant et serein. On ratifie le calme et le bien-être, voire l'euphorie.

Le but est de montrer à l'inconscient du sujet que la relation image de l'agent phobique et émotion a changé.

2) Faire observer au sujet qu'en réalité il est déjà en contact très proche avec l'agent phobique alors qu'il observait son clône en souriant ...

On le réassocie ensuite et on vérifie le changement de signes émotionnels à l'évocation de l'ancien allergène.

CONCLUSION :

On vérifie de nouveau à l'état EOC en futurisant le sujet et en constatant que l'évocation de l'ex-agent phobique ne provoque plus les mêmes signes négatifs qu'au début de la séance.

Même si, dans le cas des phobies, la pratique de l'auto-hypnose n'est pas indiquée, on l'enseigne tout de même au sujet en lui expliquant qu'il est avantageux pour lui de s'entraîner à utiliser ses moyens inconscients qu'il vient de découvrir pour se débarrasser d'autres problèmes à condition de toujours utiliser des visualisations positives.

ENCORE UNE FOIS, IL NE S'AGIT PAS D'UN PROTOCOLE MAIS DE L'UNE DES MULTIPLES MANIÈRES DE CONDUIRE LA SÉANCE.

GESTION DU POIDS PAR L'ALPHATHÉRAPIE

Ne pas relier systématiquement surpoids et alimentation !!! il existe de nombreuses personnes en surpoids et pourtant en dénutrition ...

Vérifier que le sujet a bien pris contact avec son médecin traitant.

Prise en compte pragmatique des causes de surpoids : on en distingue 3 principales :

1) LES RÉGIMES :

Le meilleur et plus sûr moyen de prendre du poids par homéostasie. Notre organisme cherche à compenser ce qu'on lui enlève. Ainsi, se priver de nourriture revient, dans un premier temps à perdre du poids mais dans un deuxième temps à récupérer plus de poids que ce que l'on avait perdu. C'est le fameux effet YoYo bien connu des adeptes des régimes … A noter que l'on récupère plus de masse grasse que de masse maigre.. Il est donc fondamental de manger équilibré, c'est-à-dire absorber les éléments nécessaires à notre fonctionnement. Il convient également de ne pas confondre éléments nécessaires à la vie et au bon fonctionnement de l'organisme avec philosophie de l'environnement et des techniques humaines … Par exemple, le fer nécessaire et indispensable à notre système sanguin ne se trouve, sous la forme Ferritine, que dans la viande carnée et non pas dans les protéines végétales quelles qu'elles soient … Et cette ferritine est la seule forme qui soit assimilable par l'organisme … On peut donc déplorer et militer contre les techniques d'abattage animal mais on ne peut pas faire l'impasse sur la viande. Par contre, un excès carné est néfaste pour le fonctionnement rénal...Une autre considération importante réside dans le fait que notre cerveau analyse en permanence nos besoins en nutriments et oligo-éléments ou éléments traces … Par exemple, un déficit en magnésium entraînera une envie de chocolat riche en magnésium. Si, par idéologie, on s'interdit ce chocolat, on devra assumer les conséquences sur son équilibre nerveux entre autres dysfonctions. Il est également nécessaire de se prémunir de toutes ces modes généralistes qui voudraient périodiquement que tout le monde arrête sa consommation de tel ou tel élément soi-disant néfaste, comme, par exemple, le lait, le gluten etc … Alors que les études sérieuses mettent en évidence que ces problèmes ne concernent que quelques personnes. Encore une fois, avant de modifier son équilibre alimentaire pour quelque raison que ce soit, **il est impératif de consulter son médecin et de suivre à la lettre ses recommandations.**

2) L'EXERCICE PHYSIQUE

Nous sommes génétiquement programmés pour stocker un certain nombre de calories par jour. Cette règle varie d'une personne à l'autre, les femmes naturellement plus que les hommes, la Nature ayant prévu les réserves d'énergie nécessaires en vue de la grossesse. Le sport peut brûler ces calories excédentaires : des études ont montré que l'équivalent d'une marche rapide et de manière continue de 30 minutes correspond à cet objectif, sachant que les 20 premières minutes ne brûlent que des glucides (Docteur Salman).

3) L'EQUILIBRE PSYCHIQUE

L'état psychique, selon que l'on monte en fréquences cérébrales induit des perturbations sur les métabolismes et donc sur la régulation des graisses. là encore, il est primordial de s'assurer du bon fonctionnement endocrinien auprès de son médecin avant toute autre intervention.

De nombreuses études ont démontré depuis longtemps que le passage régulier en zone alpha (hypnose, méditation ou auto-hypnose) régule avantageusement les métabolites. (Docteur G.R.RAGER « hypnose sophrologie et médecine 1973 chez Fayard).

Cette constatation est visible à l'analyse sanguine. Dans le cas de l'hypnose ou de l'auto-hypnose, l'avantage est la possibilité en zone alpha de modifier des méta-programmes.

La trame alphathérapeutique suivra donc ces points principaux :

ANAMNÈSE :

L'interrogatoire permet de déterminer le fonctionnement du sujet par analyse paraverbale et non verbale (VAKOG). On gardera à l'esprit les perturbateurs métaboliques comme le stress.. On prend le temps d'expliquer au sujet ces trois règles naturelles principales et on vérifie avec lui chacune des étapes ci-dessus.

On établit avec lui le pourcentage plaisir dans son quotidien (la feuille de bien-être peut être un excellent moyen en déterminant la proportion de pur plaisir par rapport aux obligations incompressibles).

On explique l'intérêt de produire du plaisir pour permettre le drainage des lipides à l'inverse de la culpabilité qui stocke.. On explique qu'il est important de ne pas se sentir coupable d'avoir trop mangé si l'on a pris la précaution de brûler les calories excédentaires.

On explique l'intérêt de pratiquer une activité physique régulière selon les critères évoqués ci-dessus.

On a, bien sûr, vérifié que le sujet a bien consulté un médecin préalablement. On vérifiera lors de l'anamnèse que le sujet a bien la notion de satiété car, dans le cas contraire, son alimentation est un point important. Le resserrement gastrique pourrait être envisagé à condition que cela ne conduise pas à un déplacement du symptôme vers une autre source de plaisir. Le quotidien et l'image de soi du sujet sont donc à analyser très sérieusement.

Durant toute l'anamnèse, on se gardera bien d'interpréter, analyser, moraliser... on fait simplement le « plein » de renseignements et on explique les démonstrations scientifiques de manière à ce que ce soit le sujet lui-même qui décide de réadapter son quotidien. On lui fait clairement comprendre qu'il n'existe pas d'effet magique et que l'apport de l'hypnose en alphathérapie ne constitue que l'un des 3 paramètres indispensables et que le résultat sera nul si le sujet ne fait pas sa part de travail en ce qui concerne ces 3 paramètres.

INDUCTION :

Après 3 Yes-Set, on procède à 2 ou 3 tests d'imagerie afin d'évaluer le degré de réceptivité du sujet et éventuellement l'augmenter pour envisager les techniques à mettre en œuvre.. On procède ensuite à une induction de préférence de type rapide, le but étant, dans un premier temps, d'abaisser les fréquences cérébrales pour entrer en zone alpha régulatrice des métabolismes, on profite de chaque ratification pour rappeler au sujet qu'il se trouve en zone de bien-être et que cela constitue déjà un pas très important vers l'objectif recherché...

Après stabilisation et approfondissement, on réalise des visualisations successives accompagnées d'effets sensibles comme une lévitation d'un membre, une catalepsie, un état émotionnel etc... jusqu'à faire visualiser le sujet lui-même devant un miroir ou un écran. On amplifie la sensation de plaisir, on fait dessiner et rectifier la silhouette jusqu'à obtenir l'image finale désirée. On rappelle que, dans cette dimension alpha, une image se transforme facilement en réalité et que de nouveaux métaprogrammes s'initient. On peut ancrer cette sensation par un déclencheur manuel ou digital. On note les signes non verbaux que l'on ratifie et on procède au retour par étapes progressives en soulignant, au moment de l'ouverture des paupières, le fait que l'on n'a pas envie de quitter cet espace de plaisir, d'où la difficulté à rouvrir les paupières.

CONCLUSION :

Au retour on se trouve devant un sujet détendu, souvent hilare, on vérifie l'ancrage que l'on a placé, on rappelle les 3 principes à observer et on enseigne l'auto-hypnose afin que le sujet s'approprie ses résultats.

CAS DU RESSERREMENT GASTRIQUE

Techniquement, il s'agit d'une banalité digne du spectacle. N'importe quel débutant en hypnose devrait être capable de procéder à cette technique. Néanmoins, il convient de garder à l'esprit que le plus important n'est pas la technique mais les vraies raisons du surpoids... Il ne s'agit pas de déplacer un symptôme vers un autre... On aura donc pris soin, lors de l'anamnèse, de vérifier qu'il s'agit bien d'une simple absence du signal de satiété, dans bien des cas, on constatera que le resserrement gastrique n'est pas indiqué.

Si cette technique se justifie, on utilisera une trame du type : faire admettre à l'inconscient que le volume de l'estomac est tellement rétréci que toute ingestion supplémentaire provoquerait un rejet immédiat, ou que le goût d'un aliment deviendrait écœurant ou toute image négative correspondant au personnage.

EXEMPLE **(parmi d'autres...)**

Il est primordial de futuriser le sujet bien avant la séance proprement dite afin que celui-ci visualise et s'habitue à sa future mais rapide nouvelle apparence ; sa nouvelle silhouette, les avantages de ce nouveau MOI et une confiance en soi de plus en plus intense.

Il sera également avantageux de revoir les sujets quelques jours après afin de vérifier la nouvelle image de SOI et l'appropriation de l'auto-hypnose.

DEUILS

Nous déplorons de plus en plus dans notre cabinet le nombre de personnes endeuillées et perturbées par des « thérapeutes » qui ont cherché à leur faire diminuer voire effacer la perte de l'être disparu.

Pour nous, il n'est absolument pas question de nier les évidences... Une personne chère disparue est un véritable traumatisme !! On s'attachera donc à garder toute son importance à cette situation mais on cherchera à en modifier l'orientation selon le principe très élémentaire suivant : une situation vécue comme une perte est très mal ressentie alors que la même situation vécue comme un changement produit du bon stress. Par exemple, si on remplace l'expression « j'ai perdu un être cher » par « un être cher a gagné le droit d'accéder à une autre dimension » cela suppose une évolution positive. Il reste alors à motiver le sujet pour qu'à son tour, il gagne le droit de découvrir le moment venu une dimension supérieure après avoir accompli son parcours de découvertes humaines...

Cette évidence, est, bien sûr, à adapter sur mesure selon le sujet. Le principe neuroscientifique est archi démontré : nous fabriquons en permanence des neurones qui doivent s'interconnecter selon les apprentissages pour constituer une banque de données en évolution constante. Il est donc évident que notre passage sur terre n'a de raison que cette finalité naturelle : nourrir des neurones, chacun à sa dimension, jusqu'à ce que cela ne soit plus nécessaire, ce qui, à l'évidence, ne tient compte ni des religions, ni des philosophies ni des croyances diverses, les lois de la Nature étant les seules avec lesquelles on ne peut rivaliser ni discuter le bien fondé.

Une disparition est donc vécue non plus comme une perte mais comme le droit à passer à l'étape supérieure, le survivant est donc mis en face de son évolution personnelle et non plus dans le sentiment de vide irrémédiable.

Là encore AUCUN PROTOCOLE !!! De l'intelligence seulement qui permet l'adaptation sur mesure selon le sujet.

ANAMNESE :

On détermine, comme d'habitude, le fonctionnement non verbal du sujet, on met en évidence ses croyances, sa vision et sa perception du monde extérieur, l'intensité de sa douleur, son positionnement personnel et intime devant cette disparition.

On lui explique la manière dont notre cerveau traduit les images mentales et à quel point nos interprétations peuvent créer de la souffrance et autres émotions. On lui fait comprendre que chacun de nous doit, neurologiquement effectuer un certain nombre d'expériences avant que notre cerveau ne décide que la mission terrestre est accomplie et que l'on peut accéder à un autre niveau. Que chacun de nous est tout à fait unique et qu'en conséquence, son parcours est aussi unique. Comme l'être disparu se trouve maintenant sur une voie bien plus riche à laquelle nous aurons tous droit quand notre parcours humain sera accompli.

Les expériences et démonstrations de nombreux scientifiques dont le

Professeur CHARBONNIER le démontrent amplement. Il convient donc, non pas de considérer la disparition de l'être aimé comme une perte mais, au contraire, comme un changement évolutif que nous devrons atteindre à notre tour. Il nous faut accepter ce changement et le ressentir comme une ouverture partagée avec le défunt.

INDUCTION :

Après 3 Yes-Set, on procède à 2 ou 3 tests d'imagerie afin d'évaluer le degré de réceptivité du sujet et envisager les techniques à mettre en œuvre. On procède ensuite à une induction de préférence rapide. Il s'agit maintenant, selon les renseignements recueillis au cours de l'anamnèse de faire vivre et ressentir au sujet la séparation comme positive. Plusieurs possibilités sont envisagées comme par exemple :

Lui faire visualiser son propre MOI dans un espace évolutif comme une bulle lumineuse qui s'élève vers des niveaux de plus en plus grandioses, l'être disparu dans sa propre bulle lumineuse au niveau au-dessus mais stoppé dans sa progression par un lien entre les deux bulles qui les maintient toutes les deux à l'arrêt. Le sujet peut alors décider de couper lui-même le lien et permettre aux deux bulles de reprendre leur ascension fabuleuse. Chaque étape peut être amplifiée par les déclencheurs d'émotions diverses comme une pesanteur liée à l'état de frein en catalepsie et une libération associée à un « levier du rire », une lévitation d'un ou des deux bras... Et bien d'autres **idées intelligentes** de l'alphathérapeute judicieusement placées.

On doit lire les réactions non verbales du sujet en fonction des états provoqués.

CONCLUSION :

Retours calmes et heureux souhaités. Les larmes éventuelles sont souvent des larmes d'apaisement que l'on fait expliquer au sujet. On vérifie que le sujet se sent bien sur une voie nouvelle et positive. On insiste sur le fait qu'il a libéré deux énergies puissantes qui vont maintenant s'épanouir selon leur propre identité. Il doit donc penser à l'être aimé comme un être supérieur qui peut s'épanouir grâce à lui et penser à sa propre évolution.

Il est souvent intéressant de faire imaginer par le sujet le recadrage positif, par exemple : compte tenu de chacun des sujets de prédilection propres au défunt, ses qualités et ses défauts, de quoi est-il débarrassé maintenant et qu'a-t-il enfin appris qui lui permette maintenant de viser plus haut.

QUELQUES PRINCIPES D'AUTO-HYPNOSE

L'auto-hypnose est souvent décrite comme très compliquée (?...) comme une technique très spéciale (?...).

Nous rappelons simplement que hypnose ou auto-hypnose relèvent toutes deux du même mécanisme : passer du conscient à l'inconscient, autrement dit se dissocier, c'est-à-dire être physiquement ici alors que l'esprit est ailleurs …

En hypnose (ou hétéro-hypnose) c'est un tiers qui provoque la dissociation et en auto-hypnose on la provoque soi-même.

On comprend alors qu'il existe autant de techniques d'auto-hypnose que de techniques d'hypnose, la seule différence réside dans le fait que l'on n'a pas accès soi-même aux micro-perceptions visibles du corps en dehors de sensations.

Il faut donc se poser comme postulat : « peut-être ressentirais-je quelque chose et peut-être pas ; dans les deux cas, je ne cherche pas à comprendre » …

– Occuper le conscient avec trop de paramètres pour qu'il puisse continuer à gérer :
En général, à partir de 3 paramètres, le conscient passe le relais à l'inconscient, plus puissant mais de fréquences plus basses. On ratifiera chaque observation de lourdeur et de ralentissement pour s'emmener graduellement en auto-hypnose.

EXEMPLE : Installé très confortablement pour prévoir le relâchement physique, mains posées sur les cuisses et pieds bien posés sur le sol :

– On occupe un premier paramètre VISUEL en choisissant une cible comme le coin du plafond par exemple.. (il est préférable de choisir une cible en hauteur pour accentuer la fatigue visuelle).

– On occupe ensuite un second paramètre AUDITIF en se parlant à soi-même, sachant que l'inconscient ne différencie pas le réel de l'imaginaire. On peut aussi s'intéresser à une écoute musicale ou tout autre son, à l'exception des CD d'zuto-hypnose enregistrés qui décrivent des évènements pas forcément compatibles avec sa propre représentation mentale...

– On occupe alors un troisième paramètre KINESTHESIQUE (par exemple) en prenant deux profondes hyperventilations qui ont pour effet d'amorcer une descente en fréquences, faire peser les épaules et ressentir les premiers effets d'engourdissement.

– On pourrait encore occuper un quatrième paramètre comme l'image d'un pied par exemple...

Il s'agit alors de gérer tous ces paramètres en même temps et donc sans pouvoir se concentrer sur l'un d'eux en particulier.. On ratifie intérieurement sans chercher l'analyse (ma vision se trouble.. ma respiration ralentit.. ma tête s'alourdit..

mes paupières forcent pour se maintenir ouvertes... mon corps s'engourdit.. je suis fatigué... mes paupières sont comme deux volets épais qui pèsent de plus en plus.. je suis de plus en plus fatigué.. mes pieds s'enfoncent de plus en plus profondément dans le sol.. etc...

ANALYSE PHYSIOLOGIQUE DE CET EXEMPLE :

Dans cet exemple, la vision commence par se troubler parce que le petit conscient est incapable de gérer en même temps tous ces paramètres (VAK). Il passe donc progressivement le relais à l'inconscient, plus puissant mais plus lent. Le nerf optique change de fréquence d'où le trouble visuel.

L'abaissement de fréquence vers le sommeil physique s'accompagne naturellement d'engourdissement et de relâchement d'où la sensation de lourdeur et de fatigue...

Les ratifications incessantes approfondissent la descente en EMC.

REMARQUES

– Au début de l'exercice, on cherche très naturellement à comprendre où l'on en est et donc, on remonte malgré soi vers les fréquences conscientes. Un temps d'entraînement est donc nécessaire pour abandonner ce réflexe.

– On perd également la notion de temps car celui-ci est une création du cortex cérébral qui n'est plus sollicité à ces fréquences moyennes.

– On doit sans arrêt se répéter « je n'ai pas besoin de comprendre mais uniquement ressentir... et je ne cherche pas un résultat.. peut-être ne se passera-t-il rien.. et cela n'a aucune importance.. »

Il est souvent utile, surtout au début, de «FRACTIONNER », c'est-à-dire créer la demande de l'inconscient de retourner dans cet état de bien-être et l'approfondir ; pour ce faire, il suffit de décider, lorsque l'on se sent si bien, de quitter volontairement cet espace en faisant l'effort conscient d'ouvrir les paupières. On retourne ensuite dans cette fréquence soit par la même technique soit par une autre. On constate, au cours des fractionnements, que le retour en EMC est de plus en plus rapide et de plus en plus facile. (le fractionnement est très utilisé en spectacle pour rendre plus de monde facile à hypnotiser...).

EXEMPLE DE FRACTIONNEMENT

Principe : générer de l'onde alpha et quitter cet espace...

La fermeture des paupières génère naturellement de l'onde alpha. Se forcer à les rouvrir provoque, de la part de l'inconscient, l'ordre d'y revenir...

– Confortablement installé, on choisit une cible visuelle que l'on ne quittera plus du regard.

– On prend deux profondes inspirations pour amorcer la descente en fréquences comme précédemment.

– On va synchroniser la respiration avec l'ouverture et la fermeture des paupières : ouverture en même temps que l'inspiration et fermeture pendant toute la durée de l'expiration (émission alpha).

– On ratifie le fait que les paupières forcent de plus en plus pour s'ouvrir, que la vision sur la cible est de plus en plus floue, que l'on perd progressivement le rythme, que les paupières sont de plus en plus lourdes, comme la tête, que la fatigue s'intensifie etc...

– Quand les paupières restent fermées, on approfondit en utilisant des métaphores comme la descente d'un escalier, un endroit que l'on apprécie particulièrement, le bruit de la respiration qui rythme l'entrée dans le sommeil de l'hypnose etc ...

AUTO-HYPNOSE PAR VISUALISATION

Il est souvent préférable d'utiliser ces techniques après un ou deux fractionnements comme précédemment décrits.

– Confortablement installé, prendre 2 à 3 profondes inspirations pour amorcer la descente en fréquence, paupières fermées pour être directement géré par l'inconscient par la voie des images, mains posées à plat sur les cuisses.

– Visualiser l'une des deux mains intérieurement en prenant le temps d'en faire une image précise : position des doigts, de la main, couleurs, formes etc ... On constate et on ratifie que cette main devient déjà plus importante que l'autre ...

– Commencer à habiller cette main avec un gant fin et souple de latex blanc bleuté. Constater le changement de couleur et de sensation de cette main.

– Placer un petit tuyau souple blanc bleuté au niveau du poignet entre le gant et la main.

– Insuffler dans le gant par l'intermédiaire du tuyau, de l'hélium, de telle sorte que le gant se gonfle comme un ballon. On voit frémir la peau de la main.

– Amplifier l'image du ballon qui se gonfle en allégeant les doigts puis la main qui devient si légère qu'elle peut flotter dans l'air doigt après doigt ... et réaliser le double lien avec le corps qui s'alourdit en même temps.

POURQUOI FAIRE DE L'AUTO-HYPNOSE

Plusieurs raisons conduisent à pratiquer l'auto-hypnose de façon régulière.

– Des analyses sanguines pratiquées sur de nombreux sujets depuis le siècle dernier ont montré une réharmonisation de plusieurs éléments comme le cholestérol ou les triglycérides comme déjà évoqué..

– Le fait de pénétrer la zone dopaminergique de l'hypnose permet de quitter celle des hautes fréquences du stress.

– L'accès à l'inconscient perceptif et bien plus riche d'informations que notre conscient permet d'initier de nouveaux méta-programmes à partir de nouvelles images mentales.

En effet, la base de l'hypnose est de quitter l'espace analytique et rationnel pour pénétrer l'espace perceptif qui contient énormément de paramètres inaccessibles à notre petit conscient. En moyenne, les premières réussites en auto-hypnose n'apparaîtront qu'après quelques séances, quand on arrivera à ne plus chercher à comprendre et à « lâcher prise ».

QUELQUES EXEMPLES TYPES VECUS DANS NOTRE CABINET

TABAGISME

L'anamnèse montre une personne kinesthésique à l'emploi du temps très chargé, un nombre impressionnant d'obligations professionnelles et non professionnelles, aucun plaisir personnel … Elle fume 2 paquets de cigarettes par jour … dort difficilement.
Au cours de l'anamnèse il lui est expliqué le fonctionnement des cerveaux Conscient et Inconscient.
Le besoin de dopamine de l'Inconscient, sa prédominance sur le Conscient et son fonctionnement ni logique ni rationnel.

Nous lui expliquons que son planning doit désormais donner à elle-même une importance bien plus grande afin de compenser le besoin en plaisir artificiel.

INDUCTION après 3 tests d'imagerie
Tests concluants par fractionnement puis induction rapide par passes après 3 yes-set et une confusion croissante.
Sensation d'une cigarette entre deux doigts puis assimilation avec le goût dans la bouche porteur de plaisir intense. La salivation s'amplifie et le visage s'éclaire. Suggestions de plaisir intense jusqu'au sourire large. Amplification du plaisir de fumer jusqu'au changement des perceptions de la fumée, pâteuse, âcre, acide … alourdissement des doigts tenant la cigarette virtuelle, bouche pâteuse, respiration difficile, nausée etc … calibration très négative. Le sujet peut se libérer en réunissant

ses forces pour écarter les doigts et laisser la cigarette s'éjecter au loin. Il le fait brutalement.
Suggestions de changement, libération, respiration libre et aisée, plaisir plus intense que tout ... suggestions post-hypnotiques de nausées violentes à l'idée d'une cigarette.
Association du plaisir de la libération avec une lévitation de la main qui se libère des anciens poids de la cigarette ...
Au retour et même dix minutes après le sujet se plaint avec dégoût de « puer la cigarette » alors que nous ne sentons absolument rien sur lui...

Conclusion

Le sujet n'a pas repris la cigarette depuis plusieurs mois et s'étonne de ne plus supporter l'odeur de fumée des autres ...(d'autres, au contraire, nous disent ne sentir aucune gêne ni besoin en voyant les autres fumer près d'eux et sentir l'odeur caractéristique..).

PEUR DU VIDE

L'anamnèse montre une personne kinesthésique, centrée sur elle-même, pratique le judo, la musique, peu d'ouverture sur le monde, vit en circuit fermé, peur de se trouver même sur une simple échelle ou un escabeau d'un mètre au-dessus du sol.
Il lui est succinctement expliqué les métaprogrammes, la différence d'action entre les deux parties consciente et inconsciente ... et notamment l'absence d'état d'âme de l'Inconscient capable de créer un programme positif ou négatif pour le Conscient.
Tests d'imagination progressivement concluants.

INDUCTION

Fractionnée après saturation psychique puis passes et enfin par visualisation de la

main associée progressivement à un alourdissement dû à un gant métallique puis le bras et la tête qui commencent à basculer. Installation du rire progressif et d'un état de bien-être en descendant plus profondément en hypnose.
Réglage du rire qui s'amplifie avec la libération de la main qui se libère et s'élève en lévitation provoquant l'amplification du rire et de l'état de bien-être.

Suggestion qu'elle est au volant de sa voiture, la route serpente dans la campagne et on aborde une montée de plus en plus abrupte, comme la main qui s'élève. Puis au-dessus des arbres, et le rire s'amplifie encore. Visualisation de la cime des arbres en bas, les personnages tout petits et le rire qui s'amplifie.

Conclusion

Le sujet éprouve maintenant après plusieurs mois, un plaisir à se promener sur le viaduc de Millau avec cette sensation d'euphorie. Elle adore les grandes roues des fêtes foraines, la hauteur est pour elle synonyme de plaisir. Son entourage est sidéré du changement.

ALLERGIES

on vérifie que le sujet a bien pris contact avec son médecin traitant.

L'anamnèse montre une dame visuelle, sûre d'elle, énergique mais sujette aux allergies pollen – Elle habite la campagne, entourée d'espaces verts et fleuris qu'elle affectionne, mais dès l'apparition des pollens l'allergie se déclare.... Les yeux larmoient, la muqueuse nasale s'enflamme, la gorge et la poitrine se bloquent, les difficultés respiratoires apparaissent. Elle rêve alors être revêtue d'un scaphandre étanche avec une large visière pour s'emplir le regard de la beauté de la Nature sans en subir les effets négatifs.

Nous lui expliquons la nécessité de faire ressentir à son Inconscient qu'elle peut parfaitement se trouver au milieu des pollens sans en être affectée.

L'induction s'effectue en fractionné après des tests d'imagerie assez peu concluants puis nous l'enfermons dans son scaphandre virtuel de sécurité en « calibrant » la décontraction et l'aisance respiratoire et corporelle. Un ancrage de ressource est placé au poignet.

Nous introduisons dans l'air filtré un grain de pollen, mais nous disons au sujet, après lui avoir fait remarquer son aisance respiratoire et la parfaite souplesse de ses muqueuses, qu'en fait, suite à une erreur de manipulation, ce grain de pollen est dans l'air depuis le début et qu'elle l'a déjà inhalé et exhalé au moins 10 fois sans en éprouver la moindre gêne ...

Nous estimons alors que son organisme s'est habitué et nous proposons d'en introduire un second puis un troisième et ainsi de suite en appuyant toujours sur la décontraction, l'aisance etc ...

Quand l'air est totalement saturé de pollens, nous proposons de quitter le scaphandre et de retrouver une aisance de mouvements.

Le sujet évolue librement et agréablement dans l'espace pollinisé.

Conclusion

Nous apprenons quelques semaines après que le sujet a trouvé comme passe temps l'étude de la pollinisation par les abeilles, et qu'il se livre à des exercices pratiques sans aucune protection et n'en éprouve aucune gêne.

A la lecture de ces trois exemples, on constate effectivement et de manière indiscutable que :

- ces résultats on pu être obtenus car il n'a jamais été question d'analyser ni de chercher à comprendre l'origine du problème (et surtout ne pas leur donner une raison crédible) ;
- aucun protocole d'aucune sorte n'a jamais été suivi .
  les phénomènes hypnotiques sont utilisés avantageusement au service du sujet ;
- on a rendu le sujet acteur de sa guérison sans jamais nous en attribuer les bénéfices ;
- le sujet est toujours encouragé à parfaire lui-même ses propres moyens psychiques par la pratique de l'auto-hypnose ;
- les mémoires étant très fluctuantes, on ne s'attarde jamais sur le passé ;
- nous ne prenons en compte que les apprentissages dûment démontrés et vérifiés des neuroscientifiques à l'exclusion de toute interprétation.

L'HYPNOSE DE SPECTACLE

Très spectaculaire et pourtant très simple à comprendre et à réaliser car elle ne nécessite pas de connaissances scientifiques particulières ...

Elle se conduit toujours de la même manière.

L'hypnose collective étant bien plus facile à produire que l'hypnose individuelle, grâce à l'effet de mimétisme, en suivant la trame suivante.

Rendre « facile ou plus réceptif » comme on l'entend souvent le plus grand nombre de spectateurs :

– Utiliser l'effet d'attente : en expliquant et en rassurant sur ce qu'est l'hypnose. Proposer souvent une démonstration que l'on diffère en second plan en proposant un préalable : »je vais vous montrer quelque chose de stupéfiant... mais avant, je dois vous parler de... »

– Amener le plus rapidement possible le public à vouloir connaître son niveau d'accès à son « super cerveau ».

– Utiliser les tests d'imagerie qui permettent, à la fois, de repérer les plus personnes les plus « faciles » et aussi d'éveiller une plus grande curiosité dans le public.

– Choisir les sujets les plus accessibles suite à ces tests, utiliser les effets « Yes Set » (les déplacer « placez vous plutôt ici »..etc ...) et augmenter encore leur réceptivité par des tests d'imagerie.

– Choisir des inductions instantanées, spectaculaires mais très simples et, selon les sujets, utiliser l'effet double lien ou la suggestion directe pour créer des chorégraphies amusantes et spectaculaires. Le « pause-lecture » qui conduit le sujet à ne pas prendre conscience de ce qui se passe autour de lui pendant la pause et qui reprend conscience au mot « lecture », l'amnésie, la catalepsie, l'hallucination etc ... permettent de très amusantes chorégraphies.

Le Maître Mot étant toujours : « **RESPECT DU SUJET** ».

ÉPILOGUE

« L'ALPHATHÉRAPIE PAR LES ONDES CÉRÉBRALES ALPHA ... QU'EST-CE QUE C'EST ??!!

Un terme qui désoriente, qui suscite diverses interrogations « Encore une nouvelle thérapie ... », « une sorte de secte, des illuminés d'une autres espèce ... » et bien d'autres idées toutes plus saugrenues les unes que les autres...

En réalité il s'agit de la recherche et du développement du concept le plus rationnel qui soit ... C'est la technique du « sur mesure » et non du protocolaire ...

Base de réflexions :

Les connaissances neuroscientifiques actuelles sont très avancées et, même s'il reste un terrain d'investigation très vaste concernant le cerveau, comme dans tout autre axe de recherche, il est intéressant de s'arrêter un moment et de faire le point sur nos connaissances passées et présentes pour en tirer des conclusions ; c'est la naissance de l'alphathérapie par les ondes cérébrales alpha.

Nous possédons aujourd'hui un arsenal considérable de matériel scientifique comme les différents I.R.M, l'électroencéphalographie, l'analyse chimique. De nombreuses thèses démontrent des paramètres inconnus ou mal connus ou mal interprétés dans le passé... Prenons un exemple : le génial Sigmund FREUD expliquait avec ses moyens de l'époque, que notre cerveau se compose de deux entités distinctes : le conscient et l'inconscient. Ce fut une découverte qui reste exceptionnellement géniale.

Toujours avec les moyens de l'époque, il expliquait que notre inconscient est notre ennemi, qu'il engendre le SURMOI, LE ÇÀ...

Milton ERICKSON, neuropsychiatre, arrive ensuite avec d'autres connaissances, confirme que nous disposons effectivement d'un conscient et d'un inconscient, mais que l'inconscient nous protège ...

Diverses expériences menées d'abord sur des souris au siècle dernier mettent en évidence que l'inconscient n'est ni notre ami ni notre ennemi mais qu'il est en recherche permanente de plaisir.

Les publications neuroscientifiques qui se sont accumulées depuis, expliquent de manière très argumentée que notre cerveau fonctionne de manière beaucoup plus complexe que la simple interprétation binaire, logique et rationnelle. Certains lui attribuent même un fonctionnement quantique ... La mise en évidence des divers circuits cérébraux comme celui de la récompense, du plaisir, les fonctions de chaque organe comme l'hippocampe, l'amygdale, les aires de broca ou de wernick etc ... démontrent amplement à quel point nous ne percevons consciemment qu'une synthèse très réduite de ce que perçoit notre inconscient. Ainsi, la vision consciente d'une couleur ou la perception consciente d'un son ne sont qu'une réduction accessible au conscient d'une multitude de longueurs d'ondes perçues inconsciemment et simplifiées à outrance pour une interprétation consciente.

Notre première évidence :

On ne peut donc pas expliquer rationnellement un comportement inconscient. L'interprétation et la logique ne sont pas du domaine bien plus complexe de l'inconscient.

D'autres expériences neuroscientifiques mettent en évidence que notre inconscient interprète, sans état d'âme, nos images mentales pour en faire des réalités. Chacun de nous possède ses propres facultés de réalisation concrète d'une image mentale. Les personnes qui possèdent cet avantage au plus haut niveau sont celles que l'on voit sur les scènes de spectacle, choisies pour cette caractéristique et dont l'hypnotiseur s'approprie les avantages pour son spectacle...

Les tests d'imagerie, souvent mal nommés « de réceptivité » mettent en évidence cette faculté. Une manière très simple de repérer les personnes ayant un accès naturellement facile à la réalisation aisée d'images mentales, donc des personnes disposant naturellement et facilement de leur cerveau le plus performant puisque percevant des milliards d'informations par seconde avant réduction consciente ...

De même, chacun de nous possède sa propre interprétation de son système d'imagerie mentale. La notion, par exemple, de beauté ou de plaisir est très différente d'une personne à l'autre. Les généralités (type protocoles ou scripts) sont donc à l'évidence très farfelues et erronées.

Les études récentes mettant en évidence la plasticité du cerveau, c'est-à-dire sa capacité à se réactualiser en permanence, montrent également que les références au passé (comme le pensait S. FREUD) sont largement productrices de troubles en réactualisant un problème passé avec les nouveaux paramètres d'aujourd'hui... Cela revient à recréer et consolider un trouble ... Les victimes du « false memory syndrom » ou syndrome de la fausse mémoire sont légions, suite à des psychothérapies ou hypnothérapies régressives …

Notre cerveau fabrique en permanence des neurones (même à un âge avancé) qui doivent s'interconnecter selon les apprentissages vécus. Ceux qui ne trouvent pas à se connecter sont tout simplement éliminés. Notre réseau neuronal est donc voué à évoluer de manière continue et ne supporte pas la stagnation. Bien des études montrent que, dans notre évolution cérébrale, ce n'est pas tant le résultat final qui importe mais les pistes explorées. Il se trouve également que l'activité neuronale se produit dans la fréquence correspondante à la production dopaminergique (aussi appelée hormone du plaisir).

En cumulant ces deux observations, on tire, en alphathérapie, la conclusion suivante : nous sommes naturellement voués à évoluer en permanence dans le plaisir.

Tous les freins à cette constatation comme les lois sociétales, les dogmes de l'éducation, du savoir vivre, les comparaisons, les formes d'éducation, etc … peuvent être créateurs de troubles dès lors qu'ils s'opposent trop fortement à cette fameuse évolution permanente dans le plaisir … Il convient de trouver le juste équilibre entre « devoirs et obligations incompressibles – et production de plaisir égoïste ... » Sans oublier que ces deux notions sont propres à chacun selon ses propres critères d'évaluation …

Des observations précédentes, nous tirons la conclusion suivante :

Nous créons un trouble dès lors que nous dérogeons à l'un de ces deux principes de base (évoluer en permanence dans le plaisir...) ou (et) quand nous ramenons en surface une interprétation d'un trouble passé (ce que l'on constate très souvent dans un cabinet d'alphathérapie et qui a été induit par un autre thérapeute …)

On peut également comprendre facilement que toute la complexité de notre cerveau, que les neurosciences continueront à explorer pendant longtemps, n'est finalement axée que sur ce principe très simple que nous répétons à l'envie :

– « Évoluer en permanence dans le plaisir » -

Chaque étape de notre vie vécue consciemment positivement ou négativement est une source d'apprentissages infinis que notre inconscient utilise pour créer des « méta-programmes » qui régissent notre personne.

Une personne dans le mal-être est une personne qui s'identifie à la partie d'elle-même (consciente) qui subit les méta-programmes créés par son inconscient à partir de l'interprétation du moment de quelques milliards de paramètres … Elle produit donc les hormones correspondantes à cette sensation de mal-être et alimente les méta-programmes correspondant en émettant une image mentale très réduite d'elle-même.

Par l'alphathérapie, on la ramène à sa dimension supérieure, perceptive et non plus analytique, productrice de plaisir et du besoin d'évolution personnelle.

L'alphathérapie nous emmène bien loin de ces échanges pitoyables entre « hypnothérapeutes » que l'on trouve sur les réseaux sociaux dans lesquels ils recherchent ou s'échangent des protocoles, scripts ou autres métaphores en vue d'un rendez-vous imminent …

L'alphathérapeute, lui, utilise des connaissances neuroscientifiques amplement démontrées et la compréhension de phénomènes qu'il adapte sur mesure selon les sujets et ne se réclame de personne sauf de la recherche scientifique internationale.

« APPRENDRE À COMPRENDRE ET NON À APPRENDRE »

INSPIRÉ DES TRAVAUX DE :

K.A. BRAUR, R.ELLIS et E.F.LOFTUS « Make my memory:how advertising can change our memory of the past. » Psychology and Marketting janvier 2002.

D.J.BRIDGE et J.L.VOSS « Hippocampal binding of novel information with dominant memory traces can support both memory stability and change. » The journal of neurosciences février 2014.

P.GERRANS « Pathologies of hyperfamiliarity indreams delusions and déjà vu ». Frontiers in psychology février 2014.

Pierre-Marie LIEDO « Neurobiologiste médaille de bronze du CNRS « Le cerveau sur mesure » 2012.

Richard Mc NALLY, professeur de psychologie à l'Université de Harvard, expert des troubles de l'anxiété. « panic desorder:a critical Analysis guilford Press 1994). « remembering trauma » Belknap Press/Harvard University Press 2003. « What is Mental Illness »Belknap Press/Harvard University Press 2011.

D.BUSHEY et AL. »sleep and synaptic homeostasis » Science vol.332, pp1576-1581-2011.

PROFESSEUR Hugues DUFFAU « La chirurgie éveillée. »

PROFESSEUR Francis EUSTACHE , Robert JAFFARD, Denis PESCHANSKI, Bernard STIEGLER, Jean Gabriel GANASCIA « mémoire et oubli » Editions le Pommier.

E.S.PARKER, L. CAHILL et J.L.Mc GAUGH « A case of unusual autobiographical remembering » Neurocase février 2007.

A.K.R. Le PORT et COLL. »Behavioral and neuroanatomical investigation of highly superior autobiographical memory (HSAM) , Neurpobiology of learning and memory Juillet 2012.Neurocase février 2007.

Bogdan DRAGANSKY et coll. « neuroplasticity change in grey matter induced by training « Nature janvier 2004.

C.BASTIN et coll. « The neuronal substrates of memory suppression : a FMRI exploration of directed forgetting » PLOS ONE janvier 2012.

R.M. TODD et coll. « psychophysical and neural evidence for emotion-enchanced perceptual vividness » journal of neuroscience août 2012.

PARKASH J., MESSINA A.,F. LANGLET, Je CIMINO, A. Loyens, D. MAZUK, S. GALLET, E. BALLAND, MALONE, PRALONG FF. « Semaphorin 7A.regulates neurological plasticity at the adult hypnothalamic eminence par kast. « INSERM UMR-S 1172 Centre de recherches Jean Pierre

AUBERT.

EDUARDO E. BENARROCH MD « Neurogénèse adulte dans le gyrus denté. Publication Neurologic octobre 15,2013 vol.81no.,16 de 1.443 à 1.452.

SCHIFFMANN Serge N. « Le cerveau en constante reconstruction: le concept de plasticité cérébrale » Cahiers de psychologie clinique 2001-1-page 11.htm. DOI : 10.3917/cpc.016.0011.

VEYRAC A., ALLERBOM M., GROS A., MICHON F., RAGUET L., KENNEY J., GODINOT F., THEVENET M., GARCIA S., MESSAOUDI B., LAROCHE S., RAVEL N. « Memory of occasional event in rats, individual episodic memory profiles, flexibility and neural substrate. » J NEUROSCI.2015 MAY 13.35 (19):7575-86.doi:neurosc ; »3941-14-2015

P.-O.HARVEY, P. FOSSATI et M. LEPAGE : »Modulation of memory by stimulus content ». Journal of cognitive Neuroscience février 2007.

SCOTT O. LILIENFELD psychologie clinicien, professeur de psychologie à l 'Université EMORY à ATLANTA. « Sciences et pseudosciences inclinical psychology et 50 great myths of popular psychology ». 2012 WILLEY-BLACKWELL.

Sonia LUPIEN : Directrice du Centre d'Etudes sur le Stress Humain- Montreal CANADA.

Muriel KOEHL et Nora ABROUS : Neurocentre Centre Magendie **BORDEAUX.**

Walter CANNON : Université Harvard **ETATS UNIS.**

Hans SELYE : Physiologiste canadien- Université de médecine **MONTREAL.**

John Wayne MASON : Médecin Institut de Recherche Walter **de l'ARMEE AMERICAINE.**

Richard LAZARUS, Susan FOLKMAN Université de Californie **BERKELEY.**

Richard DAVIDSON : Université du Wisconsin Madison **ETATS UNIS.**

Antoine LUTZ : Centre de Recherches sur les Neurosciences de l'Inserm **LYON.**

Sarah LAZAR : Université Harvard **ETATS UNIS.**

Clifford SARON : Université de **Californie.**

Aline DESMEDT : Neurocentre Magendie Inserm Université de **BORDEAUX**.

Barry LAYTON : Université Case Western Reserve de Cleveland **ETATS UNIS.**

Robert KRIKORIAN : Université de Cincinnati **ETATS UNIS.**

Nicole MONS : Institut de neurosciences Cognitives et Intégratives d'**AQUITAINE**.

Elisabeth GOULD : Laboratooire de Bruce Mc EWEN : Université Rockfeller **NEW YORK**.

Eberhard FUCHS : Centre de Primatologie **ALLEMAGNE**.

Peter ERIKSSON et Fred GAGE : Lab. de génétique de l'Institut Salk à La Jolla **CALIFORNIE**.

Ron DUMAN : Ecole de Médecine Université de Yale **ETATS UNIS**.

René HEN : Université Columbia **ETATS UNIS**.

Catherine BELZUNG : Université de **TOURS**.

Richard Mc Nally et Scott O.LILIENFIELD : Professeurs de psychologie **HARVARD U.S.A.**

Elisabeth LOFTUS : Psychologue et professeure à l'Université de **CALIFORNIE à IRVINE**.

Hedwige DEHON : Docteur en sciences psychologiques, enseignante à l'Université de **LIEGE**.

Magali GINET : Professeure du laboratoire de psychologie sociale et cognitive Université Blaise pascal de **CLERMONT FERRAND**.

Céline LAUNAY : Docteur en psychologie sociale et cognitive Laboratoire Cognition, Langues, Ergonomie de l'Université de **TOULOUSE**.

Jacques PY : Professeur de psychologie sociale à l'Université de **TOULOUSE**.

Maïté BRUNEL : Maître de conférence Université de **LILLE**.

SALDMANN Frédéric : médecin cardiologue et nutritioniste.

TABLE DES MATIERES

Pages

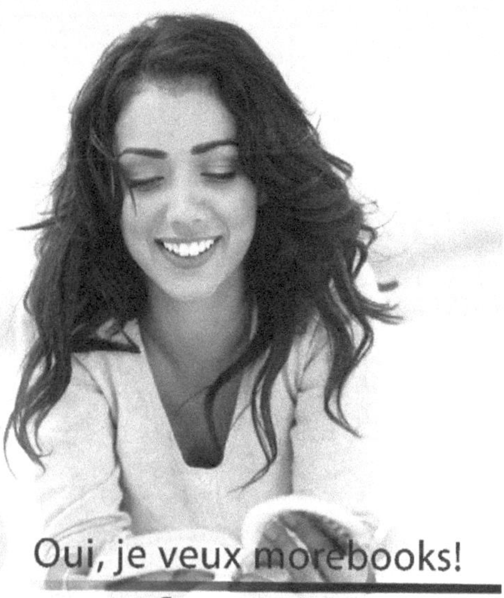

FSC
www.fsc.org
MIX
Papier | Fördert
gute Waldnutzung
FSC® C083411

Kolibri 360 GmbH
Ferdinand-Jühlke-Straße 7
99095 Erfurt, Deutschland
produktsicherheit@kolibri360.de

Druck:
CPI Druckdienstleistungen GmbH
im Auftrag der
Kolibri 360 GmbH
Ferdinand-Jühlke-Str. 7
99095 Erfurt